整形外科手術
イラストレイテッド

頸椎・胸椎の手術

専門編集●鐙 邦芳 札幌整形外科脊椎脊髄センター

総 編 集●戸山芳昭 慶應義塾大学
編集委員●井樋栄二 東北大学／黒坂昌弘 神戸大学／高橋和久 千葉大学

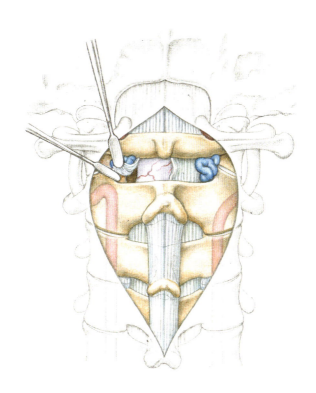

中山書店

刊行にあたって

　わが国は世界一の長寿国であるが，この高齢社会においては「健康寿命延伸」がより強く求められている．そのためには癌や心臓病，脳血管障害など生命に直接かかわる疾患群への対策とともに，運動器疾患への取り組みが急務である．厚生労働省による国民生活基礎調査からも明らかなように，国民の自覚症状の上位を腰痛や肩こり，関節痛などの運動器障害が占め，要支援・要介護の原因にも大きく関与している．これらの運動器疾患は高齢化とともに増加の一途を辿ることは間違いなく，整形外科医の果たす役割，責任は極めて大きい．

　一方，近年とくに医療界では国民への安全・安心な医療の提供が医療側に強く求められている．とくに外科系医師にとっては，安全・安心な医療の提供とは「手術手技・技術」そのものと言っても過言ではなく，患者さんから信頼され，より安全，確実な手術を提供するためには自らの努力と良き指導者，そして豊富な経験と向上心が必要である．これに加えて，必ず手元に置くべきものは解剖書と実践に役立つ手術書である．とくに運動器を扱う整形外科の手術は，脊髄・末梢神経疾患では腫瘍の摘出や除圧，神経の移植手技など繊細で高度の手術技術が，骨・関節疾患では個々の症例に応じた各種機能再建術や人工関節手術手技が，また脊椎疾患では除圧術や変形の矯正・固定術，さらにインストゥルメンテーション手術手技などが求められ，その進入法や手術法も多岐にわたる．

　そこで今回，運動器の各分野で多くの手術経験を有し，現在も第一線で活躍中のわが国トップレベルの整形外科医に執筆を依頼し，整形外科手術の基本から部位別に各種手術法をすべて網羅した《整形外科手術イラストレイテッド》（全10冊）を刊行することとなった．本書は整形外科手術の教科書としてバイブル的存在に成りうる内容を有しており，実際に手術室に持ち込んで，本書を傍らに置いて参考にしながらナビゲーションしてくれる整形外科手術書となっている．本書には，使用する手術機器の使い方から手術体位，そして手技のコツや留意すべき点，落とし穴などが鮮明なイラストを用いて分かりやすく丁寧に説明されている．整形外科の専門医や認定医，指導医，そして整形外科を目指している研修医や専修医，また，手術室の看護スタッフや臨床助手の方々にも大いに役立つ手術書である．

　本書が安全・安心，確実な整形外科手術への一助となり，整形外科を志す若手医師の教育と手術手技向上に繋がれば幸いである．

　2010年8月

総編集　戸山芳昭
慶應義塾常任理事
慶應義塾大学医学部整形外科教授

序

《整形外科手術イラストレイテッド》シリーズ『頚椎・胸椎の手術』を一覧すると，以前の類書に比べて項目数が増加していることが明瞭である．このことは，ここ10～20年間で手術方法のバリエーションが増加したことを物語る．また各章を垣間見ると，頚椎の instrumentation と頚椎・胸椎の骨切り（骨切除）方法の進歩が頚椎・胸椎の手術，とくに再建手術の内容に変化をもたらしたことは明白である．

脊椎手術の術式選択に病態の把握が重要であることは論を俟たないが，疾患による脊椎・脊柱の力学的環境の変化の理解もきわめて重要である．以前，Denis が胸腰椎移行部に限定して提唱した脊柱安定性に関する three column theory が独り歩きし，頚椎や胸椎の安定性に適応して論じる人までが現れた．さすがに現在では，頚椎や胸椎の安定性を three column theory で論じる人はいなくなったようである．頚椎に Denis の theory はまったく不適当であり，three column とするなら前方と左右の椎間関節の three column であり，胸椎（T1-T9）の安定性は前方と後方の安定要素と肋椎関節を含めた胸郭の三者で考えるべきである．

頚椎・胸椎へのアプローチには大別して前方と後方があり，脊椎 instrumentation 手術における固定アンカーは椎弓根スクリュー，各種の hook などさまざまである．脊椎脊髄外科に携わる人には，一方のアプローチや一種の固定アンカーに拘泥せず，選択のバリエーションを増やす努力を惜しまないことを望む．一方法にのみ長けると，自己に好都合の理屈を並べ，病態を無視した手術方法を選択する，という陥穽に嵌ってしまう．

本書の項目はあくまで現時点での至適選択である．これからの出現・消失により，10～20年後にいかなる変化が生じているかを楽しみとしたい．

2018 年 5 月

専門編集　鐙　邦芳
札幌整形外科脊椎脊髄センター 院長・センター長
北海道大学名誉教授

整形外科手術イラストレイテッド

頚椎・胸椎の手術

CONTENTS

Ⅰ 進入法

頚椎前方アプローチ MOVIE ……………………………… 山崎正志，相庭温臣，望月眞人　2

❶術前準備　❷手術体位　❸ランドマークと皮切　❹浅層を展開する

胸鎖乳突筋の前縁を進入するアプローチ

肩甲舌骨筋の外縁を進入するアプローチ

❺深層を展開する　❻閉創する

後頭骨頚椎後方アプローチ ……………………………………………… 冨士武史　12

❶手術体位　❷皮切　❸椎弓を展開する　❹環椎後弓周囲を展開する　❺閉創する

胸骨縦割による胸椎前方アプローチ…………………………稲見　聡，野原　裕　18

❶手術体位と皮切　❷胸骨を縦割する　❸上位胸椎を展開する　❹手術操作を行い，閉創する

costotransversectomy による胸椎後方アプローチ …… 斉藤正史　22

❶手術体位とマーキング　❷皮切　❸椎弓から横突起先端まで展開する　❹肋骨を切除する　❺胸膜外進入で椎体側面まで進入する　❻術野を展開する　❼椎体を展開する　❽創を閉鎖する

Ⅱ 頭蓋頚椎移行部・上位頚椎除圧再建手術

頭蓋頚椎移行部前方除圧再建術：経口および下顎骨縦割法

………………………………………………………………… 渡辺航太，松本守雄　30

❶術前準備　❷手術体位と術野の準備

経口法：C1/C2 固定の母床

❸下顎骨縦割を行う　❹後咽頭を切開し，展開する　❺腫瘍を摘出する　❻前方再建を行う　❼咽頭後壁を縫合，閉創する

後頭頚椎固定術 MOVIE ………………………………………………… 織田　格　38

❶術前計画　❷手術体位と C-arm の設置　❸体位の微調整　❹皮切　❺展開　❻ C2 椎弓根スクリューの刺入　❼ C2 椎弓スクリューの刺入　❽後頭骨プレートの設置　❾ロッドの設置　❿母床の decortication と自家腸骨移植　⓫縫合

環軸椎後方固定術：Magerl 法 ·· 根尾昌志　48

❶術前準備　❷手術体位　❸皮切　❹術野を展開する　❺C1 後弓下へ絹糸を留置する　❻スクリュー用ガイドワイヤーを設置する　❼スクリューを挿入する　❽骨移植を行う　❾閉創する

環軸椎後方固定術：Brooks 法　MOVIE ·· 藤谷正紀　57

❶手術体位と皮切　❷移植骨を採取する　❸術野を展開する　❹環椎後弓前方へワイヤーを挿入する　❺軸椎椎弓前面へワイヤーを挿入する　❻骨移植を行い，ワイヤーで締結する

環軸椎後方固定術：環椎外側塊スクリュー法 ··························· 水谷　潤　62

❶手術体位　❷皮切をおき，術野を展開する　❸環軸間膜を展開し，スクリュー刺入の準備を行う　❹スクリュー刺入を行う

軸椎椎弓根スクリュー

環椎外側塊スクリュー：後弓刺入法（Tan 法）

環椎外側塊スクリュー：外側塊直接刺入法（Goel 法）

❺整復操作とインプラント締結を行う　❻骨移植を行い，オーバーヘッドコネクターを締結する　❼閉創する

歯突起骨折骨接合術：前方スクリュー固定 ··············石井　賢，船尾陽生　70

❶手術体位　❷皮切　❸椎体前面を展開して，刺入点を決定する　❹ガイドワイヤーによるドリリングを行う　❺スクリューを刺入する

Ⅲ｜中下位頸椎除圧再建手術

脊髄・神経根除圧

片開き式脊柱管拡大術 ·· 千葉一裕　78

❶手術体位　❷皮切　❸椎弓を展開する　❹開大側骨溝を作製する　❺頭尾側端を除圧する　❻黄色靱帯を切離する　❼蝶番側骨溝を作製する　❽椎弓固定用アンカースクリューを設置する　❾椎弓を開大する　❿閉創する

頸椎椎弓形成術：棘突起縦割法　MOVIE ·· 星地亜都司　88

❶手術体位と皮切　❷項靱帯右縁から進入する　❸頸半棘筋の確保と切離を行う　❹棘突起と椎弓を展開する　❺棘突起を縦割し，側溝を作製する　❻顕微鏡視下に棘突起の最終縦割を行う　❼側溝を掘削し，椎弓を開大する　❽スペーサーを設置する　❾術中エコーにより除圧を確認する　❿頸半棘筋を復原し，閉創する

頚椎椎弓形成術：傍脊柱筋温存棘突起縦割法
（選択的椎弓切除術）　MOVIE ························青山龍馬, 白石　建　　99

❶手術体位　❷皮切　❸棘突起先端までを展開する　❹棘突起を縦割する　❺椎弓を展開する　❻椎弓を切除する　❼椎弓内板と黄色靱帯を除去する　❽閉創する

頚椎椎間孔拡大術 ························ 山崎昭義　　107

❶手術体位

肉眼, 顕微鏡の場合：❷マーキングと皮切　❸術野を展開し, 確保する

内視鏡の場合：❷皮切　❸術野を展開し, 確保する

❹椎弓, 椎間関節, 椎弓根を切除する　❺黄色靱帯を切除する　❻椎間板ヘルニアを摘出する　❼閉創する

頚椎再建手術

頚椎前方除圧固定：プレート使用による　MOVIE ··········· 池永　稔　　117

❶手術体位　❷皮切　❸椎体前面に進入する　❹レベルを確認する　❺開創鉤を設置する　❻椎間板の郭清と椎体の切除を行う　❼顕微鏡視下に脊柱管の除圧を行う　❽移植骨の採骨と骨移植母床の作製を行う　❾ドレーンを留置し, 縫合する

頚椎椎弓根スクリュー固定 ························ 須田浩太　　128

❶血管評価と術前計測　❷手術体位と機器配置　❸皮切と展開　❹側面X線透視を行う　❺スクリューを設置する　❻インストゥルメンテーション

前方経由の頚椎椎弓根スクリュー固定　MOVIE ··········· 新籾正明　　134

❶術前X線学的検査および手術計画　❷手術体位　❸皮切　❹椎体を切除して, ガイドワイヤー刺入点を決定する　❺ガイドワイヤーを刺入する　❻移植骨を挿入し, スクリュー固定する　❼閉創する

頚椎外側塊スクリュー固定 ························ 橘　俊哉　　140

❶手術体位とマーキング　❷皮切と展開　❸刺入ポイントをマーキングする　❹椎間関節の decortication　❺スクリューを刺入する　❻連結固定を行う　❼洗浄, 閉創する

頚椎椎間関節貫通スクリュー固定 ························ 鷲見正敏　　144

❶後方から進入, 頚椎後方を展開する　❷スクリュー刺入点を決定する　❸椎間関節面を確認する　❹下関節突起へドリルを刺入する　❺そのままドリルを上関節突起へ刺入する　❻スクリューの長さを決定し, タッピングする　❼スクリューを挿入する

Ⅳ 胸椎除圧再建手術

胸椎前方除圧再建術：開胸アプローチによる ……………… 松山幸弘 152

❶麻酔　❷アプローチする側の決定　❸手術体位　❹切除する肋骨を決定する
❺肋骨頭を切除する　❻椎体を削壊し，椎間板を切除する　❼骨移植を行う
❽閉創する

胸椎前方除圧再建術：鏡視下手術による ……………… 射場英明，長谷川　徹 158

❶手術体位と皮切　❷胸腔内のイメージ　❸ガイドピンを刺入する　❹胸膜を
切開する　❺罹患椎体，椎間板の掻爬を行う　❻骨移植，固定材の設置を行う
❼閉創する

胸椎後方進入前方除圧と後方再建 ……………………… 鎧　邦芳，須藤英樹 164

❶手術体位　❷皮切と展開　❸胸椎後方部分の切除

椎間板ヘルニアの場合

胸椎症，胸椎 OPLL の場合

❹椎体後方部分の切除　❺後方インストゥルメンテーションと椎間固定を行う

後方進入胸椎全切除と再建 ………………………………………… 川原範夫 174

❶手術体位　❷展開〜肋骨を処置する　❸ T-saw を椎間孔へ挿入する　❹椎
弓根を切断，椎弓を切除する　❺椎体周囲の血管を剥離する　❻椎体周囲を剥
離する　❼後方インストゥルメンテーションを行う　❽前柱を切断，腫瘍椎体
を切除する　❾脊柱再建を行う

胸椎側弯症の矯正固定：hybrid 法 ……………………………… 種市　洋 183

❶手術体位　❷皮切　❸術野を展開する　❹近位アンカーとしてフックを設置
する　❺遠位アンカーとして椎弓根スクリュー（PS）を設置する　❻椎弓下
テープを設置する　❼矯正操作を行う

シングル胸椎カーブ（Lenke Type 1）の場合

ダブル胸椎カーブ（Lenke Type 2）の場合

❽骨移植　❾閉創する

胸椎側弯症の矯正固定：椎弓根スクリュー法 MOVIE ………… 伊東　学 195

❶手術体位　❷手術高位のマーキング，皮切　❸傍脊柱筋を展開する　❹椎弓
根スクリューを設置する　❺硬いカーブでは Ponte 骨切り術を行う　❻ロッ
ドの設置とロッドローテーションを行う　❼各椎間の distraction と
compression によるさらなる側弯矯正を行う　❽ T 字のバーにより全体のバ
ランスを確認する　❾丁寧な decortication と骨移植を行う　❿閉創する

索引 …………………………………………………………………………………… 205

DVD CONTENTS

進入法
| Movie 1 | 頚椎前方アプローチ | 山崎正志，相庭温臣，望月眞人 |

頭蓋頚椎移行部・上位頚椎除圧再建手術
| Movie 2 | 後頭頚椎固定術 | 織田　格 |
| Movie 3 | 環軸椎後方固定術：Brooks 法 | 藤谷正紀 |

中下位頚椎除圧再建手術

脊髄・神経根除圧
| Movie 4 | 頚椎椎弓形成術：棘突起縦割法 | 星地亜都司 |
| Movie 5 | 頚椎椎弓形成術：傍脊柱筋温存棘突起縦割法（選択的椎弓切除術） | 青山龍馬，白石　建 |

頚椎再建手術
| Movie 6 | 頚椎前方除圧固定 | 池永　稔 |
| Movie 7 | 前方経由の頚椎椎弓根スクリュー固定 | 新籾正明 |

胸椎除圧再建手術
| Movie 8 | 胸椎側弯症の矯正固定：椎弓根スクリュー法 | 伊東　学 |

付属 DVD-VIDEO について

1. 本書に付属する DVD は DVD-VIDEO です．ご覧になるには，DVD-VIDEO に対応する再生機器をご使用ください．DVD-VIDEO に対応するパソコンでもソフトウェア環境などにより，まれに再生できない場合がございますが，弊社での動作保証はいたしかねますので，あらかじめご了承ください．
2. 本 DVD-VIDEO に記録された動画像の著作権は各著者が保有しています．またこれらの著作物の翻訳，複写，転載，データベースへの取り込みおよび送信・放映に関する許諾権は，小社が保有しています．本 DVD-VIDEO の著作物の無断複製を禁じます．
3. 本 DVD-VIDEO は『整形外科手術イラストレイテッド　頚椎・胸椎の手術』に付属するものです．DVD-VIDEO 単独での販売はいたしません．
4. 本 DVD-VIDEO の使用，あるいは使用不能によって生じた損害に対しての保証はいたしません．
5. 本 DVD-VIDEO の図書館での利用は館内閲覧に限るものとします．
6. 本 DVD-VIDEO をパソコンで再生される場合，以下の環境を推奨します．

Windows
DVD-ROM ドライブを搭載し，かつ DVD-VIDEO 再生ソフトウェアがインストールされた PC
OS：Microsoft Windows 7・8.1・10
CPU：1GHz 以上のプロセッサー
メモリ：2GB 以上

Macintosh
DVD-ROM ドライブを搭載し，かつ DVD-VIDEO 再生ソフトウェアがインストールされた Mac
OS：Mac OS 10 以降
CPU：1GHz 以上のプロセッサー
メモリ：2GB 以上

Microsoft，Windows は米国 Microsoft Corporation の米国およびその他の国における登録商標です．
Macintosh，Mac OS は米国 Apple Computer, Inc の米国およびその他の国における登録商標です．

整形外科手術イラストレイテッド

頚椎・胸椎の手術

執筆者一覧（執筆順）

山崎正志
筑波大学

相庭温臣
沼津市立病院

望月眞人
沼津市立病院

冨士武史
独立行政法人地域医療機能推進機構大阪病院

稲見　聡
獨協医科大学

野原　裕
獨協医科大学

斉藤正史
大聖病院

渡辺航太
慶應義塾大学

松本守雄
慶應義塾大学

織田　格
北海道整形外科記念病院

根尾昌志
大阪医科大学

藤谷正紀
北海道整形外科記念病院

水谷　潤
名古屋市立大学

石井　賢
国際医療福祉大学

船尾陽生
国際医療福祉大学

千葉一裕
防衛医科大学校

星地亜都司
社会福祉法人三井記念病院

青山龍馬
東京歯科大学市川総合病院

白石　建
東京歯科大学市川総合病院

山崎昭義
社会医療法人仁愛会新潟中央病院

池永　稔
相馬病院

須田浩太
北海道せき損センター

新籾正明
おゆみの中央病院脊椎センター

橘　俊哉
兵庫医科大学

鷲見正敏
独立行政法人労働者健康安全機構神戸労災病院

松山幸弘
浜松医科大学

射場英明
川崎医科大学

長谷川　徹
川崎医科大学

鐙　邦芳
札幌整形外科脊椎脊髄センター

須藤英樹
北海道大学

川原範夫
金沢医科大学

種市　洋
獨協医科大学

伊東　学
国立病院機構北海道医療センター

I 進入法

頚椎前方アプローチ

頚椎前方アプローチ

━━アプローチの概要

- 巨大な後縦靱帯骨化や後弯を伴う頚髄症では，前方から脊髄圧迫因子を摘出し脊髄を完全に除圧することが可能な前方除圧固定術が理論的には最良の術式である．
- しかし，気管，食道などの重要臓器をよけて椎体前面に進入し，脊髄を高度に圧迫している骨・軟骨を取り除く手術手技は，難度が高い．
- 加えて，前方法では，髄液漏や気道浮腫などに対する周術期管理が煩雑であり，術後にハローベスト固定が必要になるなど，後療法が患者の負担になることが多い．
- このような前方法が抱える多くの問題点が考慮され，近年ではわが国の多くの施設で前方法が避けられる傾向にあり，手技が容易な椎弓形成術が多用される傾向がある．実際に多くの例が後方法で対応可能である．しかし，後方法では対応できない例が存在することも明らかにされてきた．とくに脊髄圧迫が高度な例に対しては，前方法の必要性が強調されるようになってきている[1]．

▶適応

- 前方アプローチにより，C3からT1の椎体および椎間板の展開は可能である．頭側は覗き込みの形になるが，C2椎体までは，通常であれば展開できる．
- 対象となる疾患・術式は，①頚椎椎間板ヘルニア，頚椎症性脊髄症，頚椎後縦靱帯骨化症に対する前方除圧固定術，②原発性および転移性脊椎腫瘍に対する病巣切除＋再建術，あるいは生検，③化膿性脊椎炎に対する病巣搔爬＋再建術，④頚椎後弯に対する矯正固定術，などである．

▶アプローチのポイント

①術前準備：画像検査で椎骨動脈の走行および椎体の形状を評価しておく．頚部後屈での脊髄症の悪化の有無を確認しておく．

②体位：仰臥位で頚部を軽く伸展する．頚部を回旋する姿位はとらない．

③ランドマーク：舌骨（C3），甲状軟骨の上端（C4），甲状軟骨の下端（C5），輪状軟骨（C6）を目印とする．

④皮切：固定範囲がC6-C7にかかる場合は，反回神経麻痺の発生を避ける目的で，左側進入で行う．皮膚の皺に沿った横切開で行う．

⑤浅層の展開：広頚筋を横切し，頚動脈三角を展開して椎体に向かう．進入路は，①胸鎖乳突筋の前縁を進入するアプローチと，②肩甲舌骨筋の外縁を進入するアプローチがあり，適宜，選択する．

⑥深層の展開：骨膜下に頚長筋を剝離する．左右のLuschka関節をしっかりと観察することで，椎体の中央を正確に同定できる．自在開創器のブレードの爪

（有鈎）を頸長筋の下にかけて，展開を保持する．

━━アプローチの実際

❶…術前準備

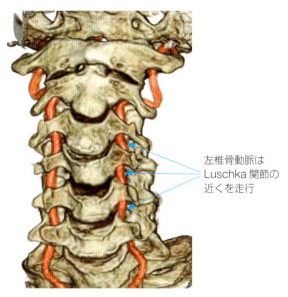

[1] fusion画像（CT + MR angiography）による椎骨動脈の走行評価

- 血管造影CTの3次元像（3D-CTA）またはCTとMR angiographyのfusion画像で椎骨動脈の走行を評価しておく必要がある [1]．とくに，Luschka関節の外縁のどの位置に椎骨動脈が走行しているかは，立体像で直感的に把握しておくべきである[2,3]．
- CTの3次元像（3D-CT）または3D-CTAで椎体の形状を立体的に把握しておくと，展開がスムーズに進む．とくにLuschka関節の形状の把握が重要である [2]．

▶ポイント

椎骨動脈の走行異常
- 大部分の例（93％と報告されている）では椎骨動脈はC6で横突起孔に入る．しかし，まれにC5，C4，C3で横突起孔に入る例もある[2,3] [2]．

- このような走行異常例では，椎骨動脈は頸長筋の筋膜の直下を上行した後，背側に向かって大きく走行を変えて，横突起孔に向かう [3]．この部位では，椎骨動脈の損傷を引き起こす可能性が高くなる．

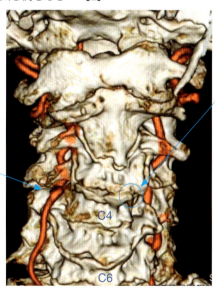

[2] 血管造影CTの3次元像（3D-CTA）による椎骨動脈の走行異常
本例では，右椎骨動脈はC4から横突起孔に進入している．立体像で椎体前方の骨棘およびLuschka関節の形状を詳細に観察可能である．

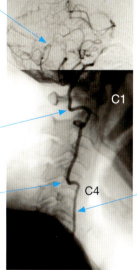

[3] 血管造影による椎骨動脈の走行異常
本例では，椎骨動脈は頸長筋の筋膜の直下を上行した後，背側に向かって大きく走行を変えて横突起孔に進入している．上位頸椎にも椎骨動脈の走行異常が存在する．

- 頚部後屈での脊髄症の悪化の有無を術前に評価しておく．悪化を生じるようであれば，頚部の後屈の体位を避けるように厳重に注意する．
- 頚部のポジションを取る前に，頭蓋刺激，四肢筋で導出する脊髄モニタリングでのスパイク波を確認しておき，頚部の体位取りで，電位が低下しないように注意を払う．

❷ 手術体位

- 仰臥位で，肩甲背部に適度の厚さのパッドを挿入し，頚部を軽く伸展する．
- 頚部を過度に後屈するのではなく，伸展するという意識が必要である．顔が前面に突き出る，いわゆる sniffing position が望ましい[4]．この体位であれば，喉頭周囲に緊張がかからず，アプローチがやりやすい．
- 頭の下にはドーナッツ枕を置く．頚部の下にタオルをロール状に巻いて挿入し，頚椎の前弯が保てるようにする．
- 頚部を回旋する姿位はとらない[4,5]．頚部を回旋せずに sniffing position を取るのが望ましい．

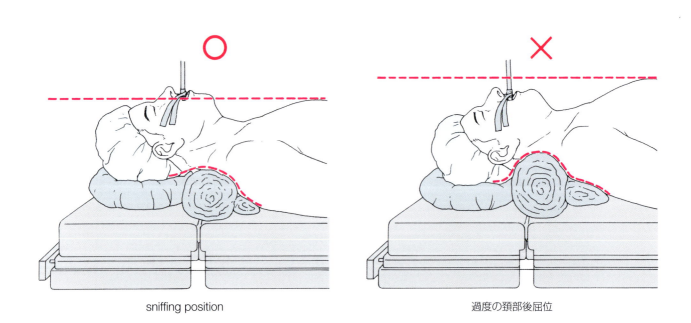

sniffing position　　　　　　過度の頚部後屈位

▶ポイント
- 過度の頚部後屈位は避けるべきである．喉頭周囲の緊張が増すことに加え，体位取りだけで脊髄症の悪化をきたすおそれがある．

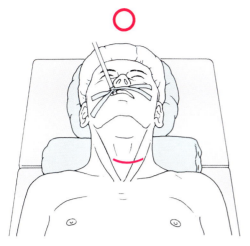
頚部を回旋せず sniffing position とする．

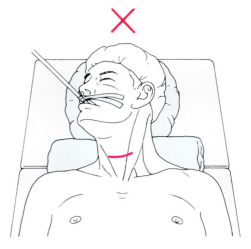
頚部を回旋してはいけない．

> ▶ ポイント
>
> **頚部を回旋させない理由**
> - 成書によっては，頭部を術野の反対側に向け，頚部を回旋する姿位を勧めるものもあるが[6]，筆者らはこれには反対である．まず，回旋によって頚部の筋群の緊張が高まり，アプローチが困難となる．さらには，頚椎そのものが回旋するため，椎体の解剖が把握しにくくなる．

❸ ランドマークと皮切

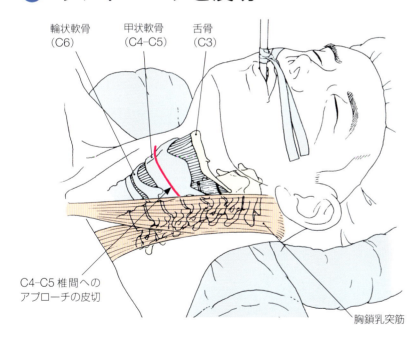

輪状軟骨（C6）
甲状軟骨（C4-C5）
舌骨（C3）
C4-C5 椎間へのアプローチの皮切
胸鎖乳突筋

> ▶ ポイント
>
> **皮切が頭側，尾側にずれたら？**
> - やや頭側寄りにずれて横皮切をおいて進入したとしても，尾側への展開の追加は比較的やりやすい．逆に，尾側に横皮切がずれてしまった場合は，頭側への展開を追加するのは，煩雑である．

- 舌骨（C3），甲状軟骨の上端（C4），甲状軟骨の下端（C5），輪状軟骨（C6）を目印として用いる．
- 頚椎側面 X 線像で舌骨と頚椎椎体の位置関係を把握したうえで，皮切の高位の決定の際に調整を加える．
- C6 の頚動脈結節がランドマークとしてよく紹介されているが，触れにくい症例が少なくない．とくに，下位頚椎で前方骨棘の形成が著しい例では，触れにくい．

6 | I. 進入法

●皮切は，皮下にエピネフリン加生理食塩水を浸潤させ，皮膚の皺に沿った横切開とする．左側進入か右側進入かは，術者の好みによるが，正中を越える横皮切とし，側方は胸鎖乳突筋の前縁までを目安とする．

▶ポイント

左側進入か，右側進入か？

●成書では，基本的に左側進入が推奨されている[6]．これは，反回神経麻痺の発生のリスクが右側進入で高くなるという理由からである．

●頚椎前方固定術を行う際，基本的に筆者は患者の右側に立ち，右側進入で手術を行っている．これは右利きの筆者にとって，手術操作（とくに覗き込み）が容易であるという理由からである．ただし，固定範囲がC6–C7にかかる場合は，反回神経麻痺の発生を避ける目的で，患者の左側に立ち，左側進入で行う．筆者の経験では，この方法で反回神経麻痺の発生が，とくに高くなっているということはない[5]．

▶ポイント

縦切開か，横切開か？

●筆者らは，C3–C7の4椎間の除圧固定ではもちろん，C2–C7の5椎間手術でも，基本的に横皮切のアプローチで手術を行っているが，とくに支障なく可能である[4,5]．

●縦皮切は術後の皮膚の瘢痕が目立つので，極力避けるようにしている．

❹⋯浅層を展開する

●広頚筋の筋膜，続いて筋腹を皮切に沿って電気メスで横切する．

▶手技のコツ

●広頚筋の裏面を剥離した後，Péan鉗子などで広頚筋を持ち上げながら電気メスで横切すると安全である．

●横切した広頚筋の裏面を，さらに頭側および尾側方向に剥離して，胸鎖乳突筋の前縁を確認する．

●この後，頚動脈三角を展開して椎体に向かうが，この進入路に関しては，2種類の方法がある．①胸鎖乳突筋の前縁を進入するアプローチ，②肩甲舌骨筋の外縁を進入するアプローチ，のいずれかを選択する．上位頚椎を展開する際には，上甲状腺動脈の結紮・切離が必要となる場合が多い．下位頚椎の展開を行う際には，横走している肩甲舌骨筋の切離が必要となる場合が多い．

●椎体に達するためには，3つの頚筋膜（深頚筋膜，頚筋膜気管前葉，頚筋膜椎前葉）を順次切開する必要がある．

▶胸鎖乳突筋の前縁を進入するアプローチ

●成書に書かれている通常のアプローチであり，解剖がわかりやすく，習得も容易である[6]．

●胸鎖乳突筋の前縁に沿って頚筋膜（深頚筋膜）を切開する．

●筋鈎を用いて胸鎖乳突筋を側方に愛護的に排除し，一方，喉頭の帯状筋群（胸骨舌骨筋，胸骨甲状筋，肩甲舌骨筋）を内側に引き寄せる．

●頚動脈の拍動を触知し，頚動脈鞘の内側縁を同定する．

●前頚部の臓器（甲状腺，気管，食道）と頚動脈鞘との間に存在する頚筋膜（頚筋膜気管前葉）を，頚動脈鞘の内側縁の近傍で切開する．

頚椎前方アプローチ | 7

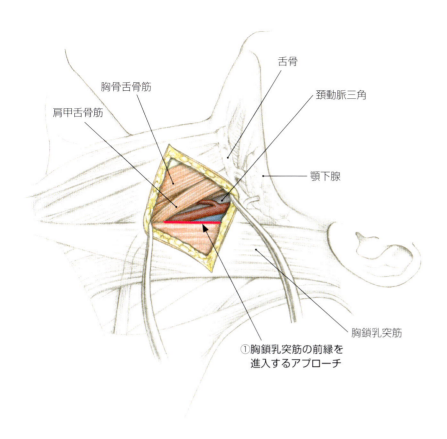

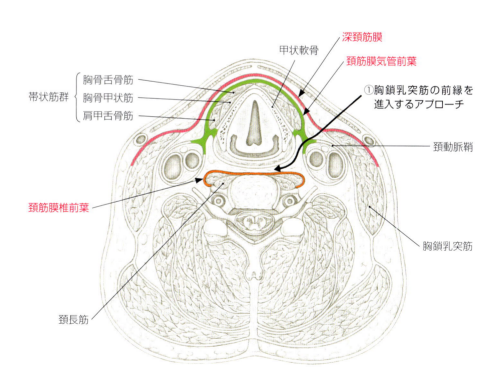

> ▶ 手技のコツ
>
> **頚筋膜（深頚筋膜，頚筋膜気管前葉）の切開**
> ● メスあるいは Metzenbaum 剪刀で切開することも可能だが，この部位の頚筋膜は比較的疎な組織であるため，剥離鉗子で組織を分けながら進むこともできる．血管が存在すれば，バイポーラーで焼灼後に切離して，展開を進める．

- 頸動脈鞘を胸鎖乳突筋とともに外側に排除する．
- 食道を筋鈎で愛護的に対側に引いていくと，頸筋膜（頸筋膜椎前葉）に覆われた頸長筋と椎体の前面とが観察できる．

> ▶ポイント
> **上・下甲状腺動脈と上喉頭神経に注意**
> - 展開に際して，頸動脈から分岐している上・下甲状腺動脈が視野に現れることがある．とくに，上位頸椎（C3–C4 高位，C2–C3 高位）を展開する際には，上甲状腺動脈に遭遇することが多い．必要があれば，結紮して切離する．この際，伴走する上喉頭神経はできる限り温存する．
> - 上喉頭神経は迷走神経から分枝し，下行して喉頭の上部に達してから内外の 2 枝に分かれる．外枝は運動神経，内枝は感覚神経である．頸椎の手術時には，上甲状腺動静脈の処理時に損傷する危険性がある．また，鉤による牽引でも麻痺を生じることがある．

- 下位頸椎（C5–C6 高位，C6–C7 高位）の展開を行う際には，横走している肩甲舌骨筋に遭遇することが多い．必要であれば，これを切離する．
- 剥離鉗子で肩甲舌骨筋の周囲を剥離し，肩甲舌骨筋を持ち上げながら電気メスで筋腹を切開する．

> ▶ポイント
> **肩甲舌骨筋外縁アプローチの利点**
>
>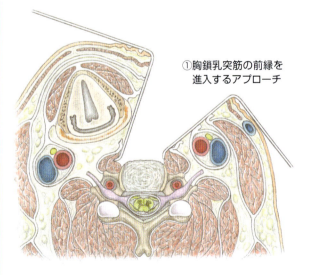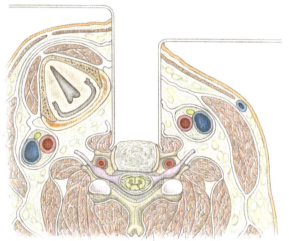
>
> ①胸鎖乳突筋の前縁を進入するアプローチ　　②肩甲舌骨筋の外縁を進入するアプローチ
>
> - 胸鎖乳突筋の前縁を進入する通常のアプローチでは，上位頸椎（C3–C4 高位，C2–C3 高位）を展開する際に，胸鎖乳突筋の走行に沿って展開が外側に向かって進む．このため，喉頭・食道を鉤で対側に引く際に，多くの軟部組織を一緒に引くことになる．結果として，喉頭・食道に大きな緊張がかかってしまい，術後の頸部の腫脹を引き起こす要因になる．
> - 肩甲舌骨筋の外縁を進入するアプローチでは，軟部組織が胸鎖乳突筋とともに外側に引かれる．このため，喉頭・食道にかかる緊張が小さくなる．ただし，解剖学的な把握がやや複雑となる[4, 7]．

▶肩甲舌骨筋の外縁を進入するアプローチ

- 肩甲舌骨筋の筋腹表面の頚筋膜（深頚筋膜）を電気メスで切開して肩甲舌骨筋を露出する[4]．
- 肩甲舌骨筋の外縁を頭尾側方向に展開する．
- C3-C4高位，C2-C3高位へ進入する際には，舌骨付着部付近まで展開が必要となる．
- 肩甲舌骨筋の外側から指で椎体前面を触れ，筋鉤で喉頭・食道を内側に引く．
- 膜様組織に囲まれて横走する動静脈を露出する．横走する上甲状腺動脈は結紮・切離する．
- 尾側は肩甲舌骨筋と胸鎖乳突筋の間を展開する．
- 鉤を内側，外側，頭側にかけて椎体前面を露出する．

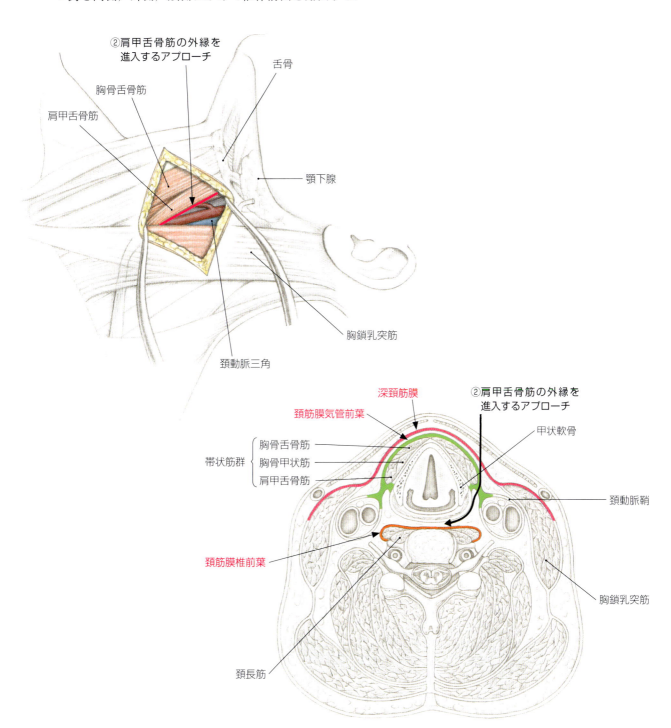

❺⋯深層を展開する

- 頚筋膜（頚筋膜椎前葉）を切開して，頚長筋および椎体の前面を露出させる．
- 頚長筋の内縁を電気メスで椎体まで切り込み，骨膜下に頚長筋を外側に剥離する．

▶ **ポイント**

頚長筋の剥離と正中の同定
- Luschka 関節の形態がはっきりと確認できるまで，剥離を十分に行う必要がある．左右の Luschka 関節をしっかりと観察することで，椎体の中央を正確に同定できる．
- この過程では，術前の 3D-CTA による椎骨動脈の走行評価が役に立つ．Luschka 関節の外縁のどの位置に椎骨動脈が走行しているかがわかれば，展開時の動脈損傷を避けることができる．

- 自在開創器（筆者らはトリムライン開創器を愛用している）で展開を保持する．この際，ブレードの爪（有鉤のものを使用）を頚長筋の下にかけて，食道を直接引かないように心がける．頭尾側を引くための自在開創器のブレードの爪は無鉤のものを使用する．

▶ **ピットフォール**

反回神経麻痺
- 反回神経は迷走神経から分枝した神経で，右は鎖骨下動脈，左は大動脈弓を前方から後方へ回り，下喉頭神経として気管と食道の間を通って喉頭へ上行する．
- 反回神経麻痺では，喉頭機能の障害によって嗄声，誤嚥，声門狭窄などが生じる．反回神経が損傷しているかどうかはファイバースコープで声帯の動きを観察して判断される．
- 「反回神経麻痺」は厳密には反回神経の麻痺に使われるべき呼称であるが，臨床上は「いわゆる反回神経麻痺」として上喉頭神経などの障害も含んだ神経原性喉頭運動障害の総称として用いられる慣習がある．

Horner 症候群
- 交感神経幹は頚長筋の前面・外側寄りを走行している．したがって，頚長筋の前面・外側の処置を無造作に行うと，Horner 症候群（縮瞳，眼瞼下垂，発汗低下）を引き起こす可能性がある．
- 通常の頚椎前方手術でも，ごくまれに Horner 症候群が生じる．一過性のこともあるが，症状が残存することもある．

---

❻⋯閉創する

- 目的とする手術操作を行った後，術野の止血を確認する．とくに，結紮・切離した血管からの出血がないことに注意をはらう．
- 椎体上にサクションドレーンを留置する．
- 横切した広頚筋を 3-0 吸収糸で縫合する．
- 皮下組織，皮膚の順に縫合する．

▶後療法

● カフリークテストを行い，気道周囲の浮腫が著しくないことを確認して抜管する．

● 筆者は，1椎間および2椎間の通常の前方除圧固定術であれば，当日に抜管するようにしている．一方，3椎間より長範囲の前方除圧固定術の場合は，術後の再挿管のリスクを考慮し，翌日以降の抜管とする場合が多い．

▶まとめ

● 頚椎前方のアプローチでは，喉頭・食道などの臓器，血管，神経など，術中の損傷を避けなければならない組織が数多く存在する．また，術後の気道浮腫などのリスクもあり，手術は愛護的に，しかも，できる限り時間をかけずに行う必要がある．

● この意味で，後方アプローチに比べて，より細心の注意が必要で，難度も高い．

● しかし，前方法の手術でなければ対応できない症例は確実に存在する．脊椎外科の専門医にとっては，習熟しておくべき必須の手技である．

（山崎正志，相庭温臣，望月眞人）

■文献

1. 山崎正志ほか．頚椎後縦靱帯骨化症に伴う重度脊髄障害に対する前方除圧固定術．臨整外 2012；47：403-11．
2. 山崎正志．脊椎外科医が求める CT 画像とその役割について．日本放射線技術学会雑誌 2011；67：69-75．
3. 山崎正志．難治性脊椎疾患に対する治療：最近の診断・治療の進歩と脊髄再生の臨床試験．日整会誌 2015；89：236-46．
4. 相庭温臣ほか．中下位頚椎：前方除圧・固定術．山下敏彦編．カラーアトラス脊椎・脊髄の外科．東京：中外医学社；2013．p. 184-92．
5. 山崎正志．手術器械を使いこなすための 19 の提案：ボーンインパクター．脊椎脊髄 2005；18：1257-61．
6. 辻　陽雄．頚椎への前方アプローチ．整形外科医のための手術解剖学図説（原書第4版）．寺山和雄ほか監訳．東京：南江堂；2011．p. 316-28．
7. 相庭温臣ほか．頚椎多椎間前方除圧固定術における術後の risk management．J Spine Res 2015；6：415．

後頭骨頚椎後方アプローチ

アプローチの概要

- 後頭骨頚椎後方アプローチは，後方からの頚椎手術すべてに用いられる．
- 後方正中から項靱帯のなかを進入する．筋腹が露出しないように靱帯のなかを剥離する．
- 外側への剥離範囲は，除圧のみか，固定術を併用するかによって異なる．
- 頭蓋骨を固定範囲に含むときには，後頭骨も骨膜下に剥離する．
- 環椎後弓の外側には静脈が露出することが少なくなく，損傷すると止血に難渋する．

▶適応

- 頚部脊髄症に対する椎弓形成術や神経根症に対する椎間孔拡大術などの除圧術．
- 頚椎不安定症に対する後方固定術や環軸椎不安定性に対する環軸椎あるいは後頭骨-頚椎後方固定術など．

▶アプローチのポイント

①体位：腹臥位とする．頭部の支持は，頭蓋固定ピンあるいは顔面支持器具で行うが，頭蓋固定ピンかハローリングによる固定が術中の姿位変化がなく安全である．

②マーキング：術前に棘突起に針を刺す方法は，リスクもあり勧められない．環軸椎を剥離する場合にはレベル確認は容易である．下位頚椎では，術中に棘突起を鉗子で把持してX線撮影を行い，手術高位を確認する．

③皮切：項部正中縦切開とする．後頭骨-頚椎固定術では外後頭隆起からの正中切開となる．

④項靱帯の中を棘突起まで切開・進入する．棘突起・椎弓から骨膜下に傍脊柱筋を剥離する．固定術を併用しない場合には，椎間関節を破壊しないように注意する．

⑤環椎外側の怒張した静脈は，出血すると止血に難渋するのでコットンシーツなどで保護する．

⑥洗浄後，持続吸引ドレーンを留置して閉創する．

アプローチの実際

❶ 手術体位

- 股関節・膝関節を軽度屈曲位とした腹臥位とする．一般的には4点フレームに体幹を載せて頭蓋ピンにより頭部を固定する．
- 麻酔導入後（挿管後）に体位をとるが，背臥位から腹臥位への体位変換時に頚椎は不安定である．頭部を軽度牽引しながら，体幹と一定の位置を保ったままで体位変換する．十分な人数で行わないと，体位変換時に頚椎姿位が変化するので危険である．
- X線により頚椎アライメントを確認する．後頭骨-頚椎の固定では固定角度により術後のADL障害が生じることを考慮し，術前計画で決定したアライメントに調整する．日常生活で通常とっている姿勢での側面X線像がアライメントの参考となる．
- 術前の不安定性が強く麻酔導入前からハローベストを使用している場合には，気管支ファイバー使用下での挿管となる．挿管後ハローベスト装着のまま腹臥位とし，ハローリングを手術台に紐などで固定し，X線でアライメントを確認した後にハローベストの後方部分を除去する．
- ハローベストの後方部分を除去してからは，体幹を浮かせたり動かすことは危険である．

▶ ポイント

剃髪
- 後頭骨を含む固定術を予定している場合には，剃髪は少なくとも外後頭隆起まで必要である．剃髪範囲が狭くて手術時に不十分な展開となることを避ける必要がある．

▶ ポイント

上位頚椎アライメント
- 術中操作をしやすくするように頭蓋固定を屈曲位で行うと，上位頚椎で後弯が生じる．後頭骨-頚椎固定における上位頚椎後弯は嚥下障害が生じやすく避けたい．

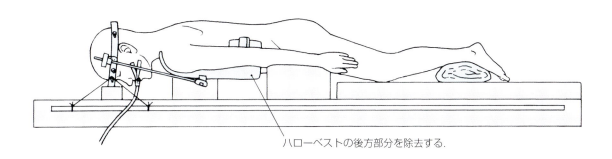

ハローベストの後方部分を除去する．

▶ ポイント

スクラブ
- 術前に牽引やハローベスト装着などで入浴できなかった例では，体位をとってからのスクラブも必要となる．

▶ ポイント

術中透視
- スクリュー刺入のために術中透視や術中CTを計画している場合には，術野の消毒前に透視装置やCTを設置できるかどうかを確認しておく．

❷ 皮切

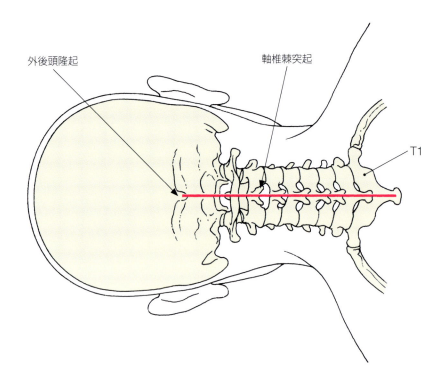

- 皮切は項部正中縦切開である．後頭骨−頚椎固定術では外後頭隆起からの正中切開となる．
- 外後頭隆起，軸椎棘突起を触れて皮切部を決定する．

> ▶ポイント
>
> **出血対策**
> - 皮切前に，ボスミン®添加生理食塩水（20万倍希釈）あるいはボスミン®添加局所麻酔薬を皮下に浸潤させると出血量減少につながる．
> - 後頭部の皮膚は血行が良く出血しやすいので，皮切部を生理食塩水に浸したガーゼで覆って頭皮クリップを使用するとコントロールしやすい．
>
> 頭皮クリップ
>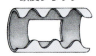

❸ 椎弓を展開する

> ▶ポイント
> **中央の確認**
> ● 正中の確認は指で触れて確認するより，目で見て左右の筋膜の間にある中央の項靱帯（白い部分）をマークとする．

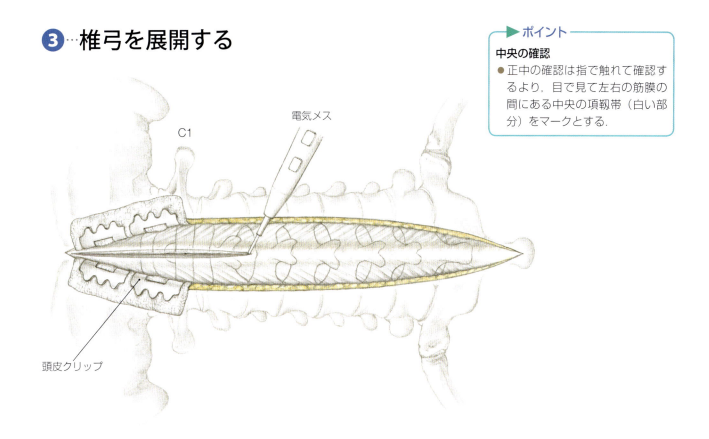

● 皮下脂肪の下で白く見える中央の線が項靱帯である．これを電気メスで切開する．項靱帯（中央）を左右に外れると筋肉が見え，出血も増える．

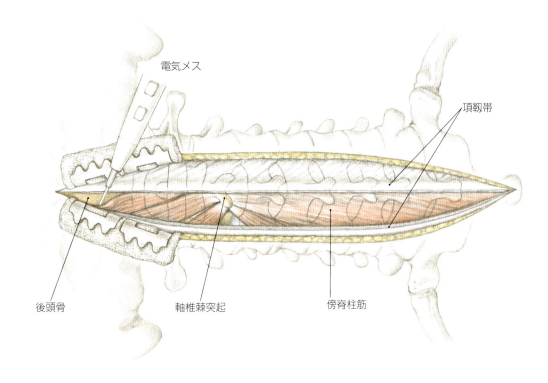

● 固定術を要するような不安定頸椎では，骨から筋肉を剥離する操作で下方（前方）への力がかかる．これでアライメント変化や脱臼が生じる可能性があるために，コブやラスパトリウムによる剥離は下方への力がかからないように注意するか，電気メスでの剥離とする．外側方向への力はあまり問題とならない．

- 棘突起先端の剥離では，付着する筋肉がばらばらにならないように付着部を骨から一塊として剥離する．棘突起先端が外側に張り出している部分や2つに分かれている部分では，裏側（腹側）の剥離も丁寧に行う．
- 椎間関節の関節包は，固定椎間に含まれる場合には切開して関節面が見える状態とするが，椎弓形成術など固定術を伴わない場合には温存する．

❹ 環椎後弓周囲を展開する

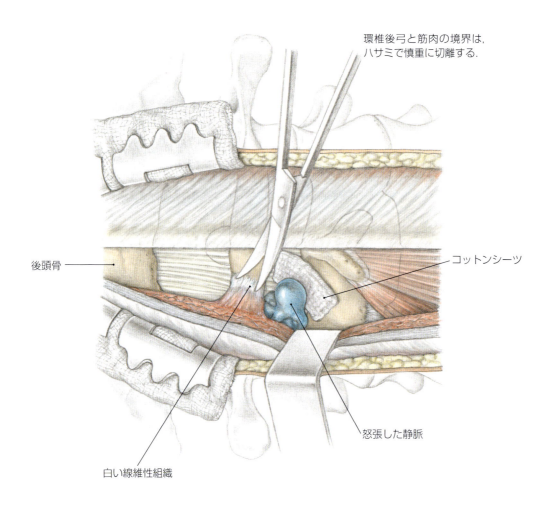

- 後頭骨の剥離では，骨に接するように電気メスを当て，中央から20 mm程度外側へ剥離する．
- 環椎後弓の剥離では，中央部から外側へ10 mm程度剥離する．電気メスやラスパトリウムを使用するが，外側には怒張した静脈や走行異常の椎骨動脈も露出してくることを予想する．
- 外側への剥離では，筋鉤の先を利かせて筋肉をゆっくり外側に引き，骨と筋肉の境界の白い線維性組織をメスまたはハサミで慎重に切離する．
- 環椎後弓外側の静脈を損傷した場合には，アビテン®やインテグラン®などの止血材を当て，その上からコットンシーツで押さえて圧迫止血する．損傷部が大きい場合には，アビテン®を血管内に挿入して押さえるという方法も提唱されている[1]．

❺…閉創する

- 一般的には持続吸引ドレーンを留置して閉創する.
- 棘突起に付着していた筋肉を左右から寄せて縫合すると,死腔を減らすことができる.
- 項靱帯の部分で切離した筋膜を,丁寧に縫合する.

▶後療法

- 後頭骨–頚椎固定術の場合,呼吸状態が悪くなったときの再挿管は容易ではない場合がある.抜管は麻酔が完全に覚醒してからが望ましいため,挿管のまま術後管理となることがあるので,集中治療室(ICU)の使用も検討する.
- 術後の固定や離床時期は,術式によって異なるが,一般的には手術翌日あるいは翌々日に起立・歩行とする.硬膜外出血が止まっていない場合には,ドレーンを留置したままでの離床を考える.

▶まとめ

- 頚椎後方アプローチは多くの手術で用いられる.中央の項靱帯を切開して骨膜下の剥離を心がければ,出血させずに進入できる.

(冨士武史)

■文献
1. 三井公彦,清水 曉.脊髄硬膜外の血管解剖と止血操作.德橋泰明,三井公彦 編.脊椎脊髄術中・術後のトラブルシューティング.第2版.東京:三輪書店;2014.p.44-9.
2. 冨士武史.後頭骨頚椎後方固定術.德橋泰明編.執刀医のためのサージカルテクニック 脊椎.東京:メジカルビュー社;2004.p.148-58.
3. 冨士武史.後方固定術;外側塊スクリュー固定法.山下敏彦編.カラーアトラス 脊椎・脊髄外科.東京:中外医学社;2013.p.198-205.

胸骨縦割による胸椎前方アプローチ

アプローチの概要

- 胸椎前方アプローチは胸椎椎体に手術操作を行う場合に必要である．T1～T3の上位胸椎への到達には胸骨縦割による胸椎前方アプローチが用いられ，T4以下の椎体には開胸・経胸郭的アプローチが一般的である[1]．

▶適応

- T1～T3レベルで，脊髄の前方除圧や椎体再建が必要な疾患がこのアプローチの適応である．実際には後縦靱帯骨化症（OPLL）[2]，椎間板ヘルニア，化膿性脊椎炎，脊椎カリエス，脊椎腫瘍などである．

▶アプローチのポイント

①体位：背臥位で行う．下位頸椎の前方アプローチも展開に含まれるので，頸部は軽度伸展位とする．
②皮切：近位部は下位頸椎の前方アプローチに用いる胸鎖乳突筋の前縁に沿う皮切で，遠位部は胸骨正中を第3肋間まで延長する．
③胸骨前面～側方を展開する．胸骨背面は指で鈍的に剥離する．胸骨縦割用ボーンソーで胸骨を縦割する．
④胸骨開創器により左右に開創し，上位胸椎を展開する．
⑤目的に応じた手術操作を行ったのち，縦割した胸骨をチタンワイヤーで締結して閉創する．

▶ポイント

頸部の筋群
①下位頸椎は，胸鎖乳突筋の前縁から展開する．
②術野を横切る胸骨甲状筋と胸骨舌骨筋は切離する必要がある．

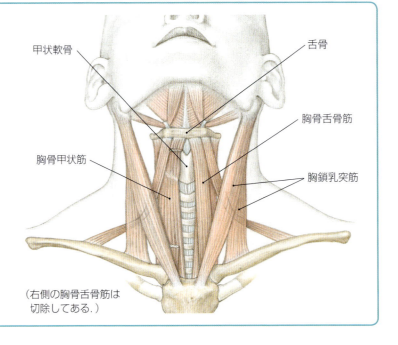

（右側の胸骨舌骨筋は切除してある．）

●──アプローチの実際

❶…手術体位と皮切

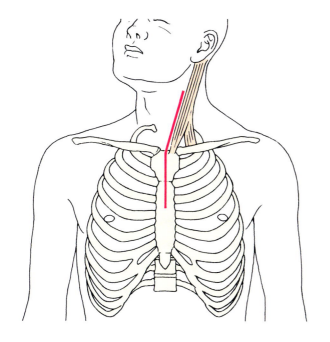

- 背臥位で行う．
- 下位頸椎の前方アプローチも展開に含まれるので，頸部は軽度伸展位とし，右回旋させる．
- 近位部は下位頸椎の前方アプローチに用いる胸鎖乳突筋の前縁に沿う皮切をおき，遠位部は胸骨正中を第3肋間まで延長する．

▶ポイント
- 通常は反回神経損傷の危険性が少ない左側進入がよい．

❷…胸骨を縦割する

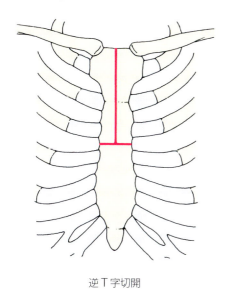

逆T字切開

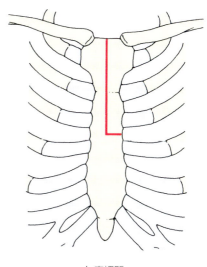

L字切開

- まず通常の頸椎前方アプローチにより，頸動脈鞘を外側に避け，気管と食道を内側に避け中下位頸椎前面を展開する．
- 左腕頭静脈に合流する下甲状腺静脈も結紮・切断する．
- 胸骨縦割は第3肋間レベルでの胸骨体部の切開法の違いにより，逆T字切開かL字切開があり，いずれかを用いる．
- 胸骨前面は骨膜まで電気メスで切開し，骨膜下に側方まで展開する．
- 胸骨上縁で鎖骨間靱帯を正中で切離し，胸骨背面を指で鈍的に剥離する．
- 胸骨背面に腸ベラを挿入し，胸骨縦割用ボーンソーで胸骨を縦割する．

▶ポイント
- 胸骨外側縁を走行する内胸動静脈を損傷しないように注意する．

❸ 上位胸椎を展開する

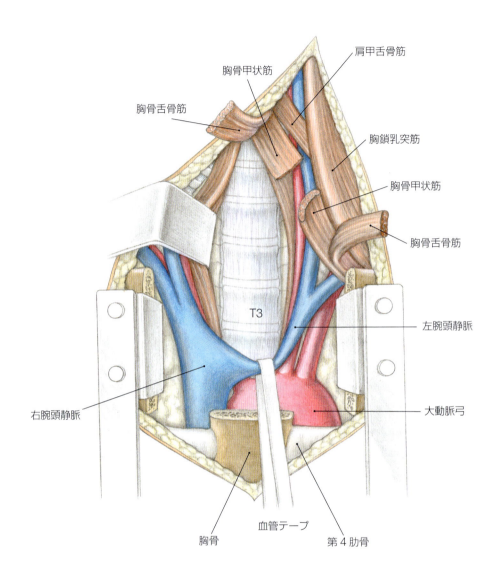

> ▶ ポイント
> ● 左腕頭静脈の深層には大動脈弓がある．大動脈弓の高さは通常 T3/T4 椎間高位であるが，個人差があるので術前 CT などで確認しておく[3]．

- 縦割した胸骨の断面に骨ろうを塗り，胸骨背面の粗結合組織を剥離しつつ胸骨開創器をかけて左右に開創する．
- 胸骨甲状筋と胸骨舌骨筋は術野を横切るので切離する．
- 胸骨柄下面の脂肪組織には萎縮した胸腺が含まれるが，これを鈍的に剥離すると左頭側から右尾側に走行する左腕頭静脈が現れるので，これに血管テープをかけて尾側に牽引する．

❹…手術操作を行い，閉創する

● 以上のアプローチで，おおむね中下位頸椎から T3/T4 椎間板レベルまで連続した術野が展開できるので，目的に応じた椎体に対する手術操作を行う．

● 閉創に際しては，縦割した胸骨をチタンワイヤーで締結する．

▶ まとめ

● 本アプローチは，T1〜T3 の前方除圧や椎体再建には非常に有用であり，治療手段の1つとして，実施できることが望ましい．

（稲見　聡，野原　裕）

■文献

1. Knoller SM, et al. Surgical treatment of the spine at the cervicothoracic junction：An illustrated review of a modified sternotomy approach with the description of tricks and pitfalls. Arch Orthop Trauma Surg 2002；122：365-8.
2. 並川　崇ほか. 上位胸椎前方手術. 関節外科 2012；31：64-9.
3. Sharan AD, et al. Approaching the upper thoracic vertebrae without sternotomy or thoracotomy — A radiographic analysis with clinical application. Spine 2000；25：910-6.

costotransversectomy による胸椎後方アプローチ

アプローチの概要

- costotransversectomy（肋骨横突起切除術）による胸椎椎体への後側方進入法は，胸椎結核性脊椎炎の膿瘍に対するドレナージ法として，1984年にMenardにより報告された．しかし，前方法による感染椎体の病巣掻爬が確立されてから結核性脊椎炎に対する手術法としては古典的な術式となり，後弯による脊髄症や脊髄圧迫病変が片側性の場合に適応されるようになった．

▶ 適応

- 前側方進入法では除圧が困難な後弯による胸髄症，片側性の胸椎椎間板ヘルニア，病変が脊柱管の片側に限局した砂時計腫，多椎間を除く限局性の後縦靱帯骨化と黄色靱帯骨化合併例などが適応となる．
- 片側進入による除圧を目的としているため，通常，椎体固定などの脊柱再建は不要であるが，除圧後に脊椎不安定性が危惧される例では，同一術野で骨移植が可能である．
- 欠点としては，視野が狭小で側方から脊髄腹側の圧迫病変を俯瞰するようになるため手技的に難易度が高いこと，後弯例では肋骨切除による肺機能低下，肋間神経損傷などがあげられる．

▶ アプローチのポイント

① 体位：腹臥位で行う．腹部を除圧するためHallフレームなどの4点支持台を用いる．

② マーキング：棘突起に18G注射針を刺入してX線で高位を確認する．当該高位の肋骨を確認する．

③ 皮切：後弯では頂椎を中心とする弓状切開，その他の例では正中縦切開とする．

④ 筋膜を正中で切開し，背筋群を椎弓から横突起まで剥離する．

⑤ 当該肋骨に沿って広背筋を切離して肋骨を露出させる．肋骨を骨膜下に剥離して，横突起先端部から3〜4横指程度末梢側まで切除する．

⑥ 肋骨床で肋骨骨膜を切開し，骨膜から胸膜を剥離して胸膜外進入で椎体側面まで展開する．

⑦ 残った肋骨基部を肋椎関節から離断して摘出する．

⑧ 椎弓，椎弓根を切除して硬膜，神経根を露出させる．神経根を背側によけるか，あるいは切断して当該椎間板を確認する．

⑨ 目的とする操作を行った後に，切離した筋群を各層ごとに縫合して閉創する．

アプローチの実際

❶ 手術体位とマーキング

- 腹臥位とし，術中の出血量を少なくするために Hall フレームなどの4点支持台を使用して腹部を除圧する．上位胸椎では肩甲骨が視野の妨げとなるため，上肢は肘を屈曲させて下垂位とし肩甲骨を引き下げるようにする．
- 18G 注射針を棘突起に刺入してマーキングし，X 線で高位を確認する．当該肋骨も触知して高位を確認する．肋椎関節は第 11，12 胸椎高位では椎体にあるが，第 10 肋骨より頭側では椎間に位置する．

❷ 皮切

- 小範囲では正中縦切開とする．
- 後弯の場合，頂椎部の創癒合不全や圧迫壊死を防止するため，障害高位を中心とする弓状切開を行って皮弁を起こす．
- 後弯に側弯を合併する場合では，脊髄は凹側に偏位しているので凹側進入とする．

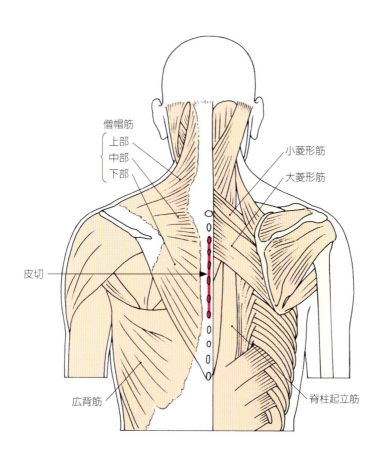

❸ 椎弓から横突起先端まで展開する

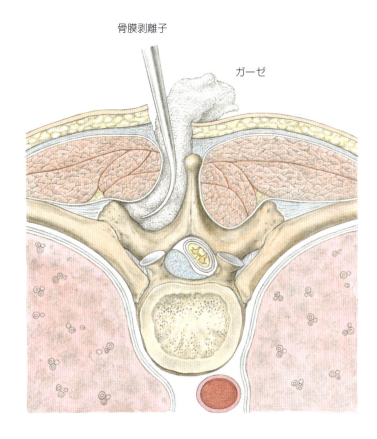

骨膜剥離子
ガーゼ

- 棘突起列に沿って筋膜に縦切開を加える．
- 僧帽筋を棘突起列から切離して側方によけ，大・小菱形筋を当該肋骨に沿って切開する．
- 脊柱起立筋を椎弓と横突起から骨膜下に剥離する．Cobb エレバトリウムあるいは骨膜剥離子を使いガーゼを筋肉と骨のあいだに滑らせるようにして骨膜から筋群を剥離する．
- 背筋群を骨膜下に剥離して，椎弓から横突起先端まで展開する．

❹ 肋骨を切除する

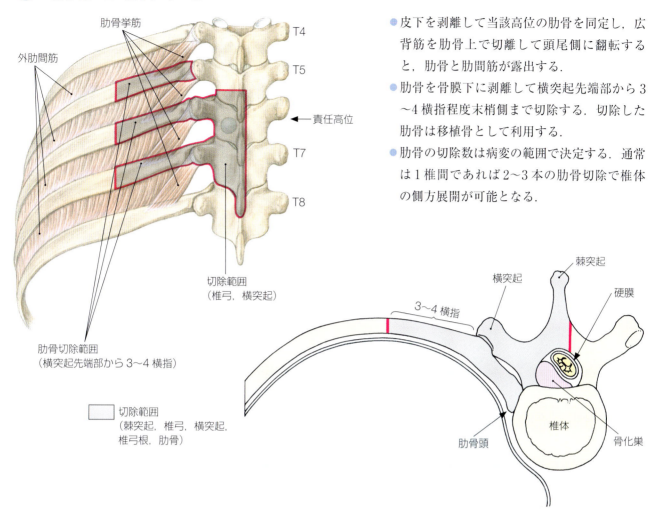

- 皮下を剥離して当該高位の肋骨を同定し，広背筋を肋骨上で切離して頭尾側に翻転すると，肋骨と肋間筋が露出する．
- 肋骨を骨膜下に剥離して横突起先端部から3〜4横指程度末梢側まで切除する．切除した肋骨は移植骨として利用する．
- 肋骨の切除数は病変の範囲で決定する．通常は1椎間であれば2〜3本の肋骨切除で椎体の側方展開が可能となる．

❺ 胸膜外進入で椎体側面まで進入する

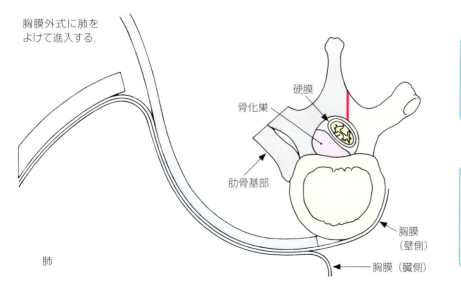

▶ ポイント
- 肋骨基部の胸膜は，肋骨と椎体とのあいだでは疎に結合しているため愛護的に剥離を進めれば剥離は比較的容易である．

▶ 手技のコツ
- 肋骨基部の切除は，肋横突関節，肋椎関節の間隙にCobbエレバトリウムを挿入して左右にこじるようにすると，肋椎関節から肋骨がはずれる．

- 肋骨床で骨膜を切開し，骨膜から壁側胸膜を剥離して胸膜外式に肺をよけ，椎体側面まで進入する．剥離する範囲は，頂椎を中心に上下4〜5椎体とし，椎体の対側を触れるまで剥離を進める．

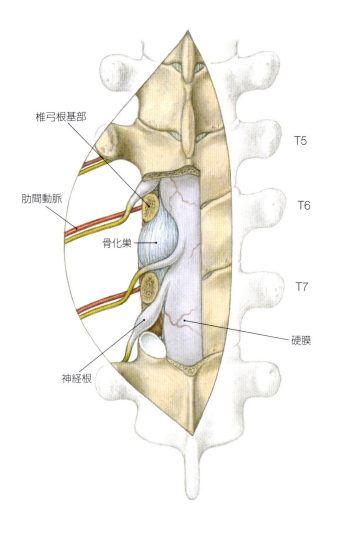

❻ 術野を展開する

- 開胸器, あるいは Adson 開創器をかけて肋間を開き, 椎体側に残った肋骨基部を除去する.
- 肋間動静脈は凝固して止血し, 除圧高位の肋間神経を周囲軟部組織から剥離してテープをかけて保護する.
- 肋間神経を椎間孔まで剥離していくと脊柱管が同定される. 肋間神経の腹側が脊柱管後壁であり, 背側が脊髄となる.

❼ 椎体を展開する

- 胸管と交感神経幹は同定が困難であるが, 椎体周囲の軟部組織を愛護的に剥離して損傷しないようにする. 椎間板上から軟部組織を剥離していくことが肝要である.
- 横突起, 椎弓を切除して硬膜, 椎弓根を露出させ, 椎弓根は基部まで削除する.
- 後の除圧操作に障害があれば分節動脈, 神経根は結紮・切断する.

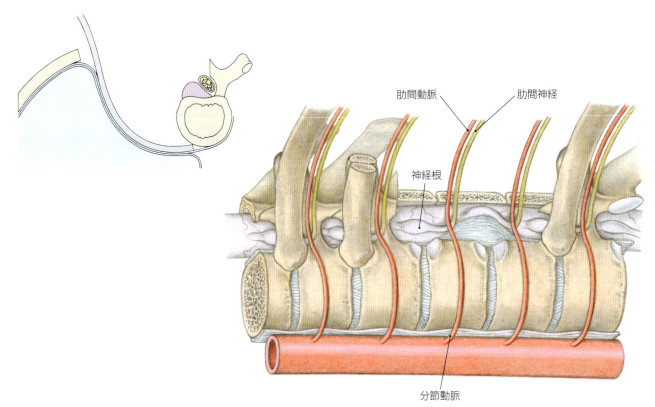

❽…創を閉鎖する

● 目的とする除圧操作や骨移植などを行った後に，術野を生理食塩水で洗浄してドレーンを挿入する．切離した筋群を各層ごとに縫合して閉創する．

● 胸膜を損傷した場合は開胸に準じて胸腔ドレーンを挿入する．胸部写真，一日の排液量を目安にドレーン抜去を行う．通常，100 mL 以下になれば抜去する．

▶後療法

● 術後は，後弯症ではブロックベッドなどで創を除圧して保護し，仰臥位をとらせ，適時，体位変換を行う．呼吸器合併症を予防するため疼痛管理を十分に行って深呼吸を促す．

● 除圧操作のみ行った症例では術後3日目からベッドアップを開始し，1〜2週で軟性コルセットを装用させて起立・歩行を許可する．上位胸椎では外固定は不要である．

● 骨移植を行って前方固定を併用した場合，術後2〜3週で body cast を装着させて6週間 casting を行った後に硬性装具に変更する．骨癒合と判定してから硬性装具を除去するが，通常例では3か月後に軟性装具とし，軟性装具は3か月間装用させる．

▶まとめ

● costotransversectomy は手技的に難易度が高いが，後弯や片側性病変に伴う胸髄症に対して適応がある．

(斉藤正史)

■参考文献

1. 神中正一．整形外科手術書．天児民和改訂編集．東京：南山堂；1969．p. 184-7．
2. 大谷　清ほか．脊椎カリエス高度亀背の手術的治療に関する問題点．臨床整形外科 1987；13：377-86．
3. 飯塚秀明ほか．脊髄 Melanotic schwannoma の1例．脳神経外科 1988；16：1199-205．
4. Simpson JM, et al. Thoracic disc herniation, re-evaluation of the posterior approach using a modified costotransversectomy. Spine 1993；18：1872-7.
5. 中川　洋．胸椎椎間板症における Transthoracic approach と Costotransversectomy．脳神経外科 1986；14：1291-6．
6. Tomita K, et al. Circumspinal decompression for thoracic myelopathy due to combined ossification of the posterior longitudinal ligament and ligamentum flavum. Spine 1990；15：1114-20.
7. 竹光義治．後弯症に対する手術．臨床整形外科 1985；20：1043-56．
8. 斉藤正史，大谷　清．後側方進入前方除圧術．林浩一郎編．OS NOW No. 21 頸椎・胸椎疾患の手術療法．東京：メジカルビュー社；1996. p. 147-53.

II

頭蓋頚椎移行部・上位頚椎除圧再建手術

頭蓋頚椎移行部前方除圧再建術

頭蓋頚椎移行部前方除圧再建術：経口および下顎骨縦割法

手術の概要

- 頭蓋頚椎移行部や上位頚椎では後方脊椎インプラントの進歩に伴い，前方アプローチの適応は限定されてきている．前方進入法の代表的なものが経口進入法である．しかし，腫瘍が外側に進展する場合や，頭尾側に進展する場合は術野や視野が制限されるため，それらを確保するために下顎骨を縦割する必要が出てくる [1]．
- 下顎骨縦割進入法は，外側までの広い術野が確保可能である．C3までは左右に開いた下顎骨のあいだに舌を落とし込み尾側に押し下げれば到達が可能であるが，C4までの術野の確保が必要な場合は舌の縦割を加える必要がある．
- しかし，周術期の管理は複雑で困難なので，他科との連携を行い，慎重に適応を検討し，十分な術前からの準備が必要である．

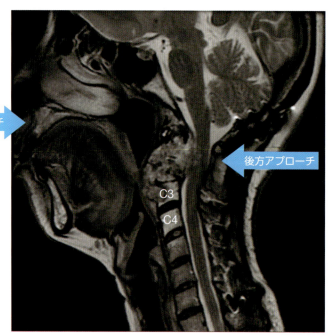

[1] 頭蓋頚椎移行部，頚椎のMRI
斜台からC3まで広がる脊索腫．放射線治療後のためC3, C4椎体は脂肪髄化している．

▶適応

● 頭蓋頚椎移行部および上位頚椎部の後方脊椎インプラントの発展によって前方アプローチによる手術の適応は少ない.

● 後方から整復ができない頭蓋底陥入症,骨性の癒合やその他の原因で後方から整復不能な環軸椎関節脱臼例が前方アプローチの適応となる.

● より広範な展開が可能な下顎骨縦割法は,上位頚椎の脊索腫,軟骨肉腫などの原発性腫瘍,根治性が期待される転移性腫瘍が適応となる.しかし,侵襲が大きな手術となるため,原発性腫瘍でもすでに転移があり根治性が望めない場合には適応すべきではない.近年では重粒子線治療も適応されているので,慎重に適応を考慮すべきである.

● 主に軸椎椎体を占拠する腫瘍性病変に対しては,前方進入法が直接的であるが,腫瘍が後方にまで進展している場合には前方・後方合併切除となる [1].

▶手術のポイント

①十分な術前準備を行う.
②体位:仰臥位とする.中心静脈を確保して,気管切開を行う.
③下顎骨縦割を行う.術後に不正咬合が生じる可能性があるので,下顎骨縦割は口腔外科医が行う.
④後咽頭を手術顕微鏡下に切開し,展開する.
⑤腫瘍を摘出する.
⑥前方再建を行う.
⑦縫合,閉創する.

●── 手術手技の実際

❶…術前準備

● 腫瘍性疾患の場合,術前に造影 MRI や CT により腫瘍の進展の範囲を正確に把握する.椎骨動脈が腫瘍に巻き込まれている場合,術中の椎骨動脈損傷を予防するため,放射線科に依頼して事前に塞栓術を行う.

● 咽頭・鼻腔の培養を行い,検出菌に対応した抗生物質の周術期の投与を行う.

● 口腔内ポビドンヨードを使用して,口腔内を清潔にする.う歯はあらかじめ治療しておく.

● 下顎骨縦割を予定する場合は,口腔外科に依頼してパントモ X 線により歯の配列や下顎骨の状態を把握する.耳鼻咽喉科には気管切開や口腔内の処置を依頼する.咽頭壁の合併切除が必要な場合には,形成外科に遊離あるいは有茎の筋(皮)弁による後咽頭壁の再建を依頼する.

▶ポイント
● 術後の咽頭・喉頭浮腫は必発である.さらに誤嚥の予防のためにも気管切開は必須である.

| 32 | II. 頭蓋頚椎移行部・上位頚椎除圧再建手術

❷ 手術体位と術野の準備

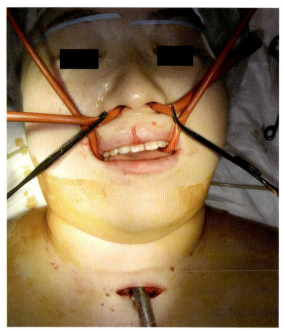
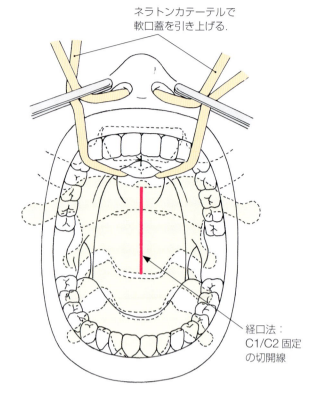

[2] 術前の準備：気管切開と軟口蓋の引き上げ

ネラトンカテーテルで軟口蓋を引き上げる.

経口法：C1/C2 固定の切開線

> ▶ポイント
> ● 軟口蓋や口蓋垂の切開は縫合不全や嚥下障害，鼻声を生じる可能性があるので，可能なら避けるべきである.

- 仰臥位とし，中心静脈を確保する．そして気管切開を行う．下顎骨縦割を行わない場合は，経鼻挿管されたチューブを術野の脇に寄せてもよい．
- 両鼻孔から通したネラトンカテーテルの先端を口腔内から外に引き出し，軽い緊張を掛けて軟口蓋を上方に引き上げ術野を確保する [2]．軟口蓋を切離する場合は不要である．口蓋垂は糸で翻転させて縫着する．

▶ 経口法：C1/C2 固定の母床

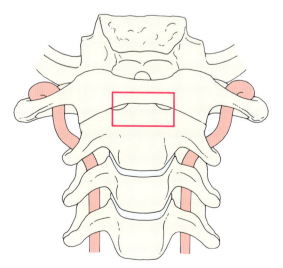
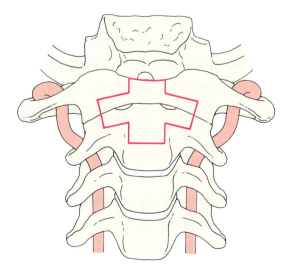

[歯突起を切除しない場合の母床]　　　[歯突起を切除する場合の母床]

③ 下顎骨縦割を行う

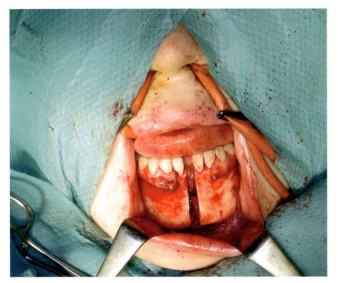

[3] 下顎骨の縦割

- 術後に不正咬合が生じる可能性があるので，下顎骨縦割は口腔外科医が行う．下顎骨を骨膜下に剥離，展開し，下顎骨をマイクロボーンソーで縦割する[3]．

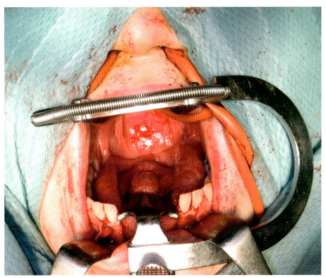

[4] 開創器による術野の確保

- 舌は縦割した下顎骨のあいだに落とし込み，クロッカード開創器やDavis開創器を設置して術野を確保する[4]．

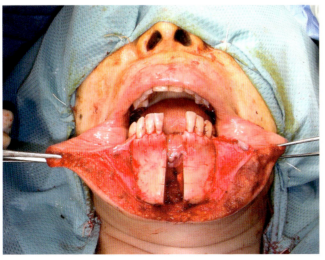

[5] 下口唇の縦割

- C4までの十分な視野を得るためには，下口唇を縦割する[5]．

> ▶ポイント
> ● 下口唇やオトガイ神経は，術後の下口唇の知覚障害を予防するためにも温存が望ましい．

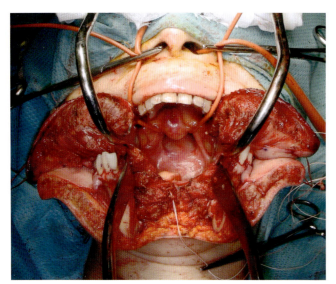

[6] 正中での舌の縦割

▶ポイント
- 舌の縦割は，術後の舌運動障害や味覚異常が危惧される．

- 舌も正中で縦割する [6]．

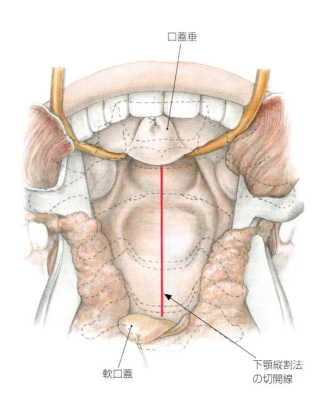

❹…後咽頭を切開し，展開する

- ここからの手術操作は手術用顕微鏡下に行う．20万倍エピネフリンを咽頭後壁に注射後，尖刃刀で咽頭粘膜を切開する．環軸椎前面を覆っている頸長筋，骨膜は電気メスで剥離する．剥離は環軸関節の外側縁まで十分に行う．斜台までの展開が必要な場合は，軟口蓋を切離し，咽頭粘膜を頭側に切開して斜台に到達する．

▶ポイント
- 側方には椎骨動脈があるので，損傷には十分に留意する．

[歯突起を切除しない場合の母床]

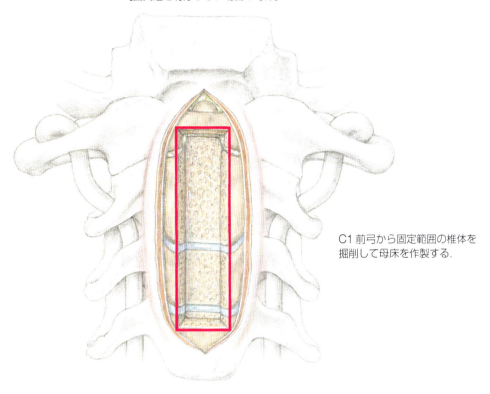

C1前弓から固定範囲の椎体を掘削して母床を作製する．

[歯突起を切除する場合の母床]

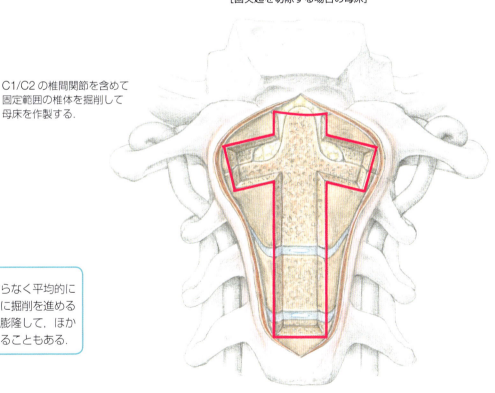

C1/C2の椎間関節を含めて固定範囲の椎体を掘削して母床を作製する．

▶ポイント

- 掘削は歯突起，椎体をむらなく平均的に行い菲薄化する．部分的に掘削を進めると，その部分から硬膜が膨隆して，ほかの部分の掘削が困難になることもある．

- 歯突起の切除が必要ない場合は，前弓下部，そして軸椎椎体を椎間関節内側までエアトームで皮質骨を掘削して骨移植のための母床を作製する．歯突起切除が必要な場合は，エアトームで歯突起と軸椎椎体を掘削し，椎体後壁を皮質骨が十分に菲薄化するまで慎重に掘削する．展開が困難な場合は斜台も併せて掘削する．十分に菲薄化すると同部が前方に膨隆してくる．膨隆が不十分な場合，瘢痕組織の切除を行い十分な除圧を試みる．

- 環軸関節に進展する腫瘍を全摘出すると不安定性が生じるため，事前に後頭骨から頚椎にかけて後方からの固定術を行う．その際，後方の腫瘍は摘出し，椎骨動脈付近の腫瘍，外側部の腫瘍は極力摘出する．前方からは椎体部および脊髄前方部の腫瘍の摘出にとどめられるように，後方から十分に腫瘍を切除する．同部にはシリコーンシートなどを目印として留置する．そして，腸骨を移植骨として用いて，確実な骨癒合を目指す．

5…腫瘍を摘出する

- 腫瘍は一塊として切除することが望ましいが，周囲への進展が大きい場合は，一塊の摘出が困難である．環椎前弓は腫瘍の浸潤を受けていないことが多く，環椎前結節をランドマークにするとよい．前弓をエアトームで掘削し，歯突起，軸椎椎体に達する．一塊の切除が困難な場合は，エアトーム，CUSAを用いて腫瘍を徹底的に切除する．
- 腫瘍摘出の確認は，肉眼およびX線透視などで予定の切除縁に達しているかどうかをみる．ナビゲーションシステムを用いて腫瘍の進展と切除範囲を確認しながら手術を進めるのも有効である．

6…前方再建を行う

- 歯突起を切除しない場合，腸骨から矩形の半層骨を採型し，移植母床にはめ込む．間隙に海綿骨を充填する．
- 歯突起を切除した場合は，椎間関節の内側を1/2程度掘削し，同部に半層骨もしくは海綿骨を移植する．
- 軸椎を亜全摘した場合には，後方のインプラントだけでは強度に問題があるため自家腓骨を移植する [7]．斜台の下縁をエアトームで掘削し母床を作製する．移植骨にはnotchを作製して脱転を予防する．

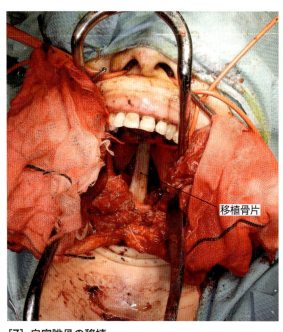
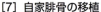

[7] 自家腓骨の移植

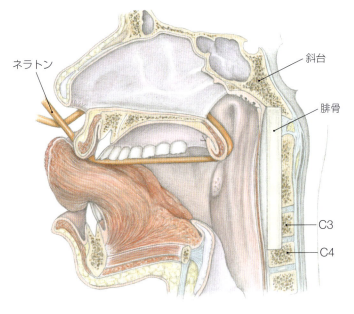

⓻…咽頭後壁を縫合，閉創する

● 咽頭後壁は密に縫合する必要がある．バイクリル 3-0 などの吸収糸を用いて，丁寧に縫合を行う．舌を縦割した場合も同様である．
● 下顎骨はプレート固定を行い，口腔粘膜，下口唇の縫合を行う．

▶後療法

● 当日は抜管しないで，集中治療室で管理する．術後，頻回な鼻腔・口腔内の吸引を行い，誤嚥を予防する．また，適宜，咽頭鏡で創部感染の有無を確認する．また，X 線写真で移植骨の脱転の有無も確認する．

> ▶ポイント
> ● 後方固定をしていても，咽頭の動きで骨片の脱転の可能性がある．3～4 週間は外固定を併用して，定期的な X 線撮影を行う．

● 数日は経中心静脈栄養を行い，創部の状態が落ち着いたら嚥下造影を行い，誤嚥の危険性がないことを確認のうえ，食事を徐々に開始する．

> ▶ポイント
> **食事摂取に関する注意点**
> ● 咽頭，喉頭の浮腫があるあいだ，咽頭後壁の創部（粘膜）が完治するまでは食事は摂取できない．
> ● 原発性腫瘍で放射線照射が術前に行われている場合は，高率に創癒合不全が発生する．また，咽頭反射も低下しているので高率に誤嚥が生じる．
> ● 食事が安定するまで胃管は抜去しない．嚥下機能が低下している場合は，一度抜去すると，再挿入が困難な場合がある．

● 後方で脊椎インプラントを使用していない場合は，ハローベスト装着下に離床を進める．2～3 か月は装着する．

▶まとめ

● 後方脊椎インプラントの発達によって，上位頚椎への前方アプローチの適応は減少している．しかし，頭蓋底の病変，軸椎原発腫瘍など，後方からアプローチできない疾患もある．術前から十分な適応の検討，プランニング，準備を行い，手術に臨むべきである．

（渡辺航太，松本守雄）

■**参考文献**

1. Matsumoto M, et al. Complicated surgical resection of malignant tumors in the upper cervical spine after failed ion beam radiation therapy. Spine 2010；35：E505–9.
2. Kawana H, et al. Transoral anterior approach using median mandibular splitting in upper spinal tumor extirpation. Oral Surg Oral Med Oral Pathol Oral Radiol Endodo 2012；114：E12–6.

後頭頚椎固定術

後頭頚椎固定術

手術の概要

- 後頭骨スクリューとC2椎弓根スクリュー（pedicle screw：PS）をロッドで連結することで，強固な固定が可能である[1,2]．C3以下の固定アンカー設置により，固定範囲を延長できる．
- 椎骨動脈（vertebral artery：VA）損傷のリスクが高い個所には椎弓スクリューなどを使用し，リスクを回避する[3,4]．
- 環軸椎前方亜脱臼，垂直性亜脱臼，後弯変形などの矯正が可能であり，後方除圧との併用も可能である[1]．

▶ 適応

- 頭蓋後頭移行部を含む，不安定性や配列異常を呈するさまざまな疾患が適応である．

▶ 手術のポイント

① 術前計画：固定角度を検討する．患者の視野を確認しながら術後を想定した姿位でX線撮影を行い，固定角度の目安とする．
② 体位：腹臥位とする．頚部にはメイフィールド頭蓋支持器，胸腹部には4点支持台を用いる．両側の耳介と肩をできる限り水平にする．C-armを設置し，側面透視で矢状面配列を計画した固定角度に調整する．
③ 皮切：上端は外後頭隆起のやや尾側とする．下端はO-C2（後頭骨-軸椎）固定ではC2棘突起の1〜2cm尾側とし，固定範囲に応じて延長する．
④ 展開：C1後弓とC2椎弓の中央部分は電気メスで展開するか，両側8mmより外側は神経ベラなどで鈍的に骨膜下剥離を行う．後頭骨は電気メスで展開する．
⑤ C2椎弓根スクリュー（PS）を椎弓根内縁の5mm外側，椎弓上縁のやや尾側から刺入する．PSを使用できない個所には椎弓スクリューを用いる．
⑥ 後頭骨プレートを外後頭隆起のやや尾側に設置する．
⑦ 後頭骨プレートとC2椎弓根スクリュー（PS）をロッドで連結する．配列異常を整復しながらセットスクリューを締める．
⑧ 後頭骨，後弓（切除していない場合），C2椎弓のdecorticationを行い，自家腸骨を移植する．
⑨ 十分に洗浄した後に筋層下にドレーンを留置し，縫合する．

手術手技の実際

❶ 術前計画

- 術前に固定角度を検討する．後頭骨-軸椎（O-C2）角を術前中間位よりも後弯位にして固定すると，呼吸障害や嚥下障害を呈する危険性がある[5]．後頭骨-胸椎（O-T）固定などの長範囲固定では，固定角度はさらに重要である．ある程度前方と足元の両方が見えないと，日常生活に支障をきたす．術前に患者の視野を確認しながら術後を想定した姿位でX線撮影を行い，固定角度の目安とする．

❷ 手術体位とC-armの設置

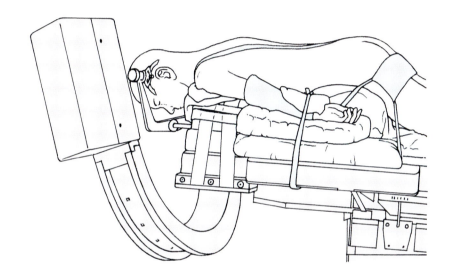

▶ポイント
- 透視の邪魔にならないようテープで肩を十分に尾側へ引く．メイフィールド頭蓋支持器を調整しても両耳介が水平にならない場合には，手術台を動かして微調整する．

- 腹臥位とする．頭部にはメイフィールド頭蓋支持器，胸腹部には4点支持台を用い，両側の耳介と肩をできる限り水平にする．
- 腸骨採取のために，後上腸骨棘をマーキングしておく．
- 肩が側面透視の邪魔になるので，テープで尾側へ引く．
- C-armを手術台の下に設置する．側面透視で矢状面配列を計画した固定角度に調整し，垂直亜脱臼はメイフィールド頭蓋支持器で徒手的にある程度整復する．

❸ 体位の微調整

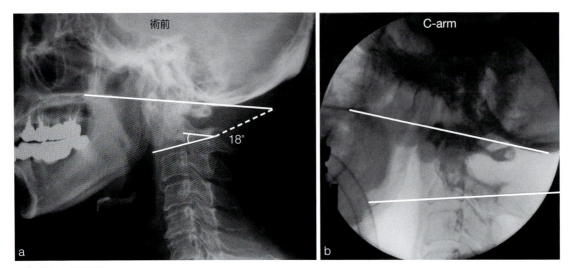

[1] 体位の微調整
術前中間位と手術体位のO-C2角（McGregor線とC2椎体下縁のなす角）を比較し，体位を微調整する．

- 固定姿位で術前に撮影したX線側面像とC-armで撮影した側面像を比較し，計画した固定角度になるよう調整する [1]．

▶ポイント
- 術前に患者の視野を確認しながら矢状面における固定角度を決めておく．とくに後頭胸椎固定などの長範囲固定を行う際には重要である．O-C2角が術前中間位よりも後弯位になると嚥下障害や呼吸障害を呈する危険性があるので注意を要する[5]．
- 過度に後屈すると手術操作の妨げとなるので注意する．

❹ 皮切

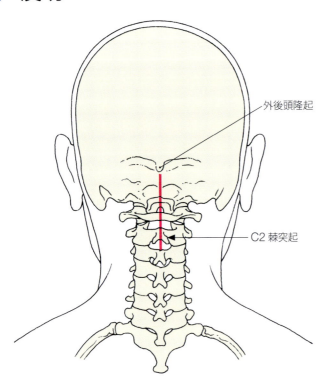

- 上端は外後頭隆起のやや尾側とする．下端はO-C2固定であればC2棘突起の1〜2cm尾側で十分である．C3以下まで固定する場合は，固定範囲に応じて尾側へ延長する．

▶ポイント
- 外後頭隆起直上を切開すると術後に皮膚障害を生じることがあるため，皮切上端は外後頭隆起より尾側とするべきである．

❺…展開

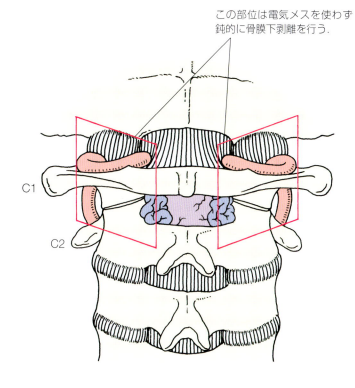

この部位は電気メスを使わず鈍的に骨膜下剥離を行う．

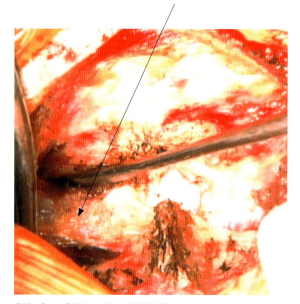

C1 後弓と C2 椎弓の外側部分を神経ベラを用いて鈍的に剥離すると，C1–C2 間に白い線維組織が残り，その腹側に静脈叢が存在する．

[2] C1–C2 間の白い線維組織

▶ ポイント

- 関節リウマチ（RA）では C2–C3 の術後自然癒合を防ぐため，C2–C3 上の軟部組織を温存する[3]．

▶ 手技のコツ

- C1–C2 間の白い線維組織を切断するときは，電気メスの出力を下げる．線維組織の腹側に静脈叢が透けて見えたら，それ以上は腹側へ切り込まないことが重要である[4]．静脈叢を損傷した場合は，無理に凝固止血せず，止血綿を留置したまま他の作業に移る．

- C1 後弓と C2 椎弓の中央部分は電気メスで展開する．このとき，椎骨動脈と C1–C2 間の静脈叢を損傷しないよう，正中から両側 8 mm より外側は電気メスを使わずに神経ベラなどで鈍的に骨膜下剥離を行う．
- この後に開創器を C1 高位と C2 高位にかけると，C1–C2 間の白い線維組織が突っ張って見える [2]．電気メスを用いて，この線維組織を静脈叢の背側で切断する[4]．
- 後頭骨は電気メスで展開するが，大後頭孔周囲は硬膜と椎骨動脈を損傷しないよう鈍的に剥離する．

⑥…C2椎弓根スクリューの刺入

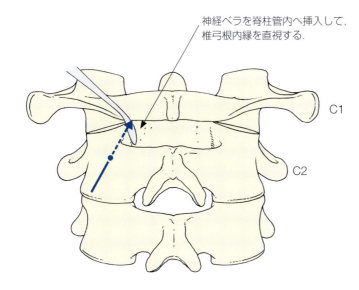
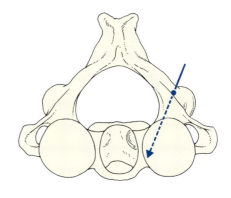
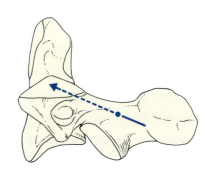

> ▶ポイント
> - C2椎弓根は一般的には太く傾斜角が小さいが，個人差が大きい．術前CTでスクリューの刺入点，角度，直径，および長さを決定しておく．

- C2椎弓上縁から椎弓根内縁への移行部を鈍的に剥離する．神経ベラを椎弓根内縁と硬膜のあいだへ挿入すると，椎弓根内縁を直視することができる．一般的な刺入点は，椎弓根内縁の5mm外側，椎弓上縁のやや尾側である．
- 刺入点を深く削り，椎弓根に近いところからプロービングすると，刺入角度の自由度が大きくなる．約20°内側へ向けてプローブを挿入する．頭尾側方向は，椎体後縁に垂直〜椎弓根上縁に平行の間とし，側面透視で確認する[4][3]．

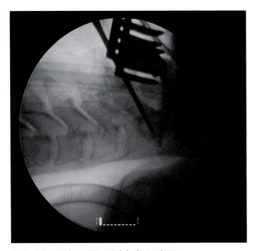

[3] 側面透視で頭尾側方向を確認

> ▶ポイント
> - プロービングは，髄腔に入っている限り一定の抵抗がある．硬いものに当たった感触があれば，脊柱管もしくは横突孔の皮質骨である可能性がある．無理やり挿入せずに，刺入点や角度を微調整してやり直す．

7 C2 椎弓スクリューの刺入

- C2 PS を用いることができない個所には椎弓スクリューを用いる[3,4,6]．PS に比べて力学的に劣るので，できる限り反対側には PS を併用する[3,4,7,8]．
- CT 上で簡単な計測をしておくと刺入点を決めやすい [4]．スクリューはできる限り太く長いものを用いる．多くは径 4.0 mm，長さ 30 mm 程度である．
- 棘突起と椎弓の移行部にダイヤモンドバーで刺入孔を作製し，そこから愛護的にプローブを挿入する．椎弓の傾きを直視すれば，適切な刺入方向は容易にわかる．
- 後頭骨-C2 椎弓（O-C2）固定に用いる場合は，ロッドをベンディングすれば後頭骨プレートと直接連結できる．固定尾側端が C3 以下の場合には，オフセット・コネクターを用いるとよい．

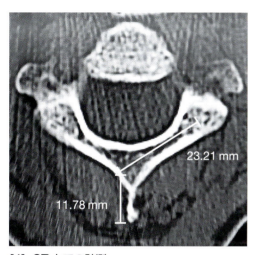

[4] CT 上での計測

> **▶ポイント**
> - 椎弓スクリューは PS に比べて力学的に劣る[3,4,7,8]ので，できる限り片側には PS を用いる．椎弓スクリューをできるだけ尾側に設置すると decortication や骨移植の妨げにならない．椎弓スクリューを用いた場合は，フィラデルフィアカラーを 2〜3 か月間使用する．

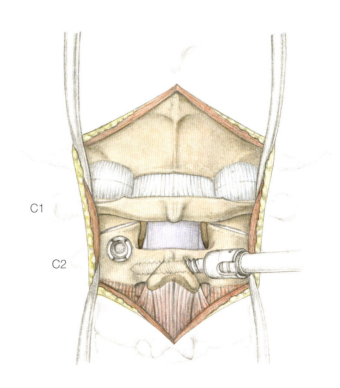

8…後頭骨プレートの設置

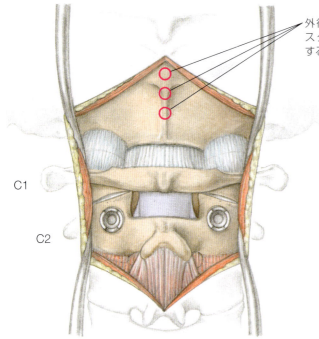

外後頭稜に沿ってスクリューを刺入する．

C1
C2

▶ ポイント
- 外後頭稜と内後頭稜がずれている場合がある．この場合，スクリューの刺入方向を若干左右に傾ける必要があり，術前CTで確認すべきである．

▶ ピットフォール
- 外後頭隆起近傍の頭蓋内には静脈洞があり，損傷すると重大な合併症となりうる．内側皮質骨は薄いので，危険を冒してbicortical purchaseにこだわる必要はない[10, 11]．髄液漏を生じた場合は，骨孔に骨ろうを詰めてからスクリューを刺入する．

- 後頭骨プレートは外後頭隆起のやや尾側に設置する．尾側すぎると骨移植母床が不足するので注意すべきである．正中ほど骨が厚いので，外後頭稜に沿って正中に設置する[9]．

▶ 手技のコツ
- 後頭骨の外側皮質骨は厚くて硬いので[10]，インプラント付属のドリルではなかなか掘削できない．筆者ははじめに2mmのダイヤモンドバーで下穴を作製してから，インプラント付属のドリルを用いている [5]．

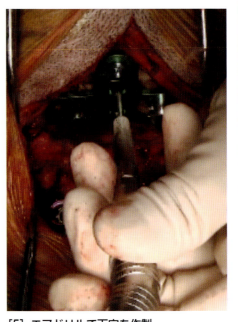

[5] エアドリルで下穴を作製

❾…ロッドの設置

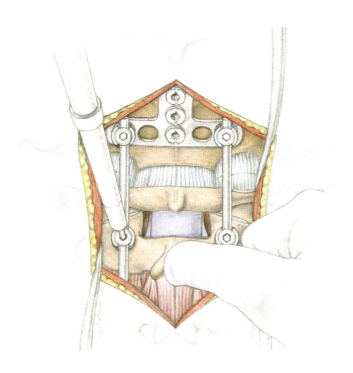

C2を指で前方へ押しながらロッドを設置すると，前方亜脱臼を整復することができる．

▶ ポイント
- 強い整復力が必要な場合はC3やC4にも固定アンカーを設置する[2]．

- 後頭頚椎移行部でロッドを大きくベンディングする必要があるので，プリベンド・ロッドを用いると簡便であるばかりでなく，ロッド折損の防止が期待できる．
- 変形（配列異常）を矯正しながらセットスクリューを締める．環軸椎前方亜脱臼は軸椎棘突起を前方へ徒手的に押して整復する．垂直亜脱臼は，後頭骨プレートとC2 PSのあいだでディストラクターを用いて整復する[1]．後弯変形はメイフィールド頭蓋支持器を緩めて徒手的に後屈させることで矯正する[3,4]．
- インストゥルメンテーションで後弯を矯正する場合には，ポリアキシアルスクリューではなく，ロッドとスクリューが直角に固定されるタイプのものを使う必要がある[1]．

10…母床の decortication と自家腸骨移植

- 不十分な亜脱臼整復または後弓低形成のために，後弓による脊髄圧迫が残存している場合には後弓を切除する．その後，骨移植母床の decortication を行う [6].
- C1 後弓（切除していない場合）と C2 椎弓は海綿骨を露出させる．後頭骨は表面の皮質骨を削る程度にとどめる．筆者は 4 mm のスチールバーを用いるが，滑ると椎骨動脈や静脈叢を損傷する危険性があるので，ダイヤモンドバーを用いてもよい．

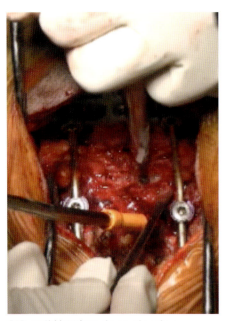

[6] 骨移植母床の decortication

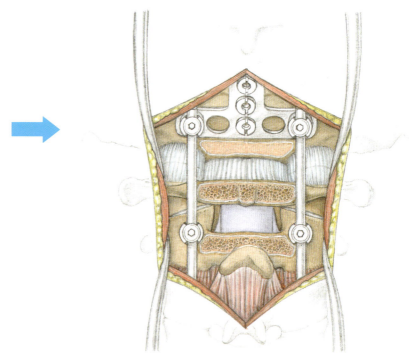

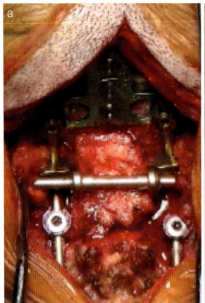
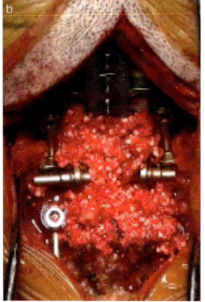

[7] 骨移植
大きな塊の腸骨を採取できた場合には，ブロック状の移植骨をクロスリンクで圧着する (a). さらに周囲に海綿骨を移植する (b).

> ▶ポイント
> - 整復困難な環軸椎前方亜脱臼や後弓低形成による脊柱管狭窄には，後弓切除を行う．

- 大きな塊の腸骨を採取できた場合には，ブロックのまま移植して，クロスリンクで圧着する [7a]. さらに，その周囲に海綿骨を充填する [7b]. 十分な大きさの腸骨が採取できない場合には，チップ状にして人工骨と混合したものを移植し，フィブリン糊を塗布する．

⓫…縫合

- 十分に洗浄した後に筋層下にドレーンを留置し，縫合する．

▶後療法

- 術翌日からフィラデルフィアカラーを装着し，歩行を許可する．開口障害のために食事摂取に問題があれば，食事時間のみソフトカラーへ変更する．
- 両側に PS を用いた場合のカラー装着期間は 4〜6 週間とするが，椎弓スクリューを用いた場合は 2〜3 か月間とする．

▶まとめ

- O–C2 固定術の手術手技と注意点について概説した．

（織田　格）

■文献

1. Abumi K, et al. Posterior occipitocervical reconstruction using cervical pedicle screws and plate-rod systems. Spine 1999；24：1425–34.
2. Oda I, et al. Biomechanical evaluation of five different occipito-atlanto-axial fixation techniques. Spine 1999；24：2377–82.
3. 織田　格ほか．RA 頸椎病変に対する Polyaxial Screw を用いた後方固定術の成績．Journal of Spine Research 2015；6：166–9.
4. 織田　格．上位頸椎固定術における各種アンカーの設置法と適応（特集 頸椎固定法の進歩）．整・災害 2015；58：409–16.
5. Izeki M, et al. The O-C2 angle established at occipito-cervical fusion dictates the patient's destiny in terms of postoperative dyspnea and/or dysphagia. Eur Spine J 2014；23：328–36.
6. Wright NM. Posterior C2 fixation using bilateral, crossing C2 laminar screws：Case series and technical note. J Spinal Disord Tech 2004；17：158–62.
7. Finn MA, et al. The cervical end of an occipitocervical fusion：A biomechanical evaluation of 3 constructs. Laboratory investigation. J Neurosurg Spine 2008；9：296–300.
8. Lehman RA Jr, et al. Salvage of C2 pedicle and pars screws using the intralaminar technique：A biomechanical analysis. Spine 2008；33：960–5.
9. Roberts DA, et al. Quantitative anatomy of the occiput and the biomechanics of occipital screw fixation. Spine 1998；23：1100–7.
10. Zipnick RI, et al. Occipital morphology. An anatomical guide to internal fixation. Spine 1996；21：1719–25.
11. Haher TR, et al. Occipital screw pullout strength. A biomechanical investigation of occipital morphology. Spine 1999；24：5–9.

環軸椎後方固定術

環軸椎後方固定術：Magerl法

手術の概要

- Magerl法では，左右のC2下関節突起から刺入したスクリューが，それぞれ環軸関節を貫きC1外側塊をとらえる．環軸椎をたった2本のスクリューで強力に固定できるうえ，骨移植のための後方ワイヤリングによってさらに強度が増すため，術後に簡易な外固定で高い骨癒合率が得られる．
- 最も注意を要するのは，スクリュー刺入経路のすぐ近くを走行する椎骨動脈（VA）の損傷である．VA損傷を起こさないためには，3次元的なVAの一般的走行を十分理解するとともに，その走行に個人差が大きいため，術前検査によって各症例のVA走行をしっかりと把握しておく．
- 単に環軸椎固定術だけでなく，後頭頚椎固定術や頚椎後方固定術における環軸椎のアンカーとしてもMagerlスクリューは強力で有用である．

▶適応

- 整復可能な環軸椎亜脱臼（関節リウマチ，歯突起骨〈os odontoideum〉，歯突起骨折偽関節，外傷性，特発性など）．
- 変形性環軸関節症．
- 保存的治療では偽関節の可能性が高いと思われる高齢者の新鮮歯突起骨折．
- 上記の疾患により，①脊髄症を呈しているもの，②保存的治療に抵抗して強い痛みを訴え続けるもの，③これら症状は軽いが，近い将来，四肢麻痺や突然死など重篤な結果になる可能性が高いと判断されるもの．

▶手術のポイント

①術前準備：X線やCT，またはイメージ下での整復操作などによって術中整復が可能かどうかを確認しておく．CT angiographyでVAの左右差および骨にスクリューを通す余裕があるかどうかをチェックする．

②体位：腹臥位で行う．頭部をメイフィールド頭蓋固定器で固定する．

③皮切：C1–C5レベルの後方正中切開を行う．

④C1–C4レベルを型通り展開し，椎弓を露出する．C1–C2間は，静脈叢からの出血を起こさないよう注意しながら，C2椎弓上内縁を脊柱管に沿って環軸関節まで展開する．

⑤C1の後弓下に絹糸を通す．

⑥術野の尾側から経皮的にガイドワイヤーを挿入して術野に出し，C2下関節突起からC1の外側塊に向けて刺入する．

⑦左右それぞれのガイドワイヤーに沿って，ドリリング，タッピング，スクリュー（キャニュレイテッドスクリュー）刺入を行い環軸椎を固定する．

⑧腸骨から板状（3〜4 cm角）の移植骨を採取する．先に通した絹糸を使って

C1後弓下にポリエチレンケーブルを通し，移植骨をMcGraw法に準じてC1後弓-C2椎弓間に固定する．

⑨持続吸引ドレーンを留置し，創を閉鎖する．

手術手技の実際

❶ 術前準備

- 術前のX線機能写やCT，場合によってはイメージ下での整復操作などによって，術中整復が可能かどうかを確認しておく．CTでは整復を阻害するような骨性因子，骨癒合などがないかどうかをチェックする．術前に不可能と思われる場合でも全身麻酔下には整復可能なこともあり，後頭頚椎固定術に加え環軸椎固定術にも対応できる準備をしておくことが望ましい．
- また，CT angiographyで，VAの左右差（両側とも開存しているか，血流量に左右差はないか，など），および骨にスクリューを通す余裕があるかどうかをチェックする．左右差が顕著な場合，優位側のVAを損傷すると，たとえ術野で止血できても脳梗塞など重篤な合併症を起こす可能性がある．

> ▶ ポイント
>
> **椎骨動脈（VA）のバリエーションと安全なスクリュー刺入位置**
> - VAはクランク状に走行しながらC2，C1の横突孔を抜けていく．その走行には個人差・左右差が大きいが，図を見るとC2 isthmusの最も内側かつ背側にスクリューを通し，環軸関節の後縁を貫く経路が，どんな場合でも最も安全であることがわかる．スクリューが，VAの屈曲点の内側または背側を抜けることができるからである．もちろん，どうしてもスクリュー刺入が不可能な場合もあり，それを術前に評価，判断しておく．

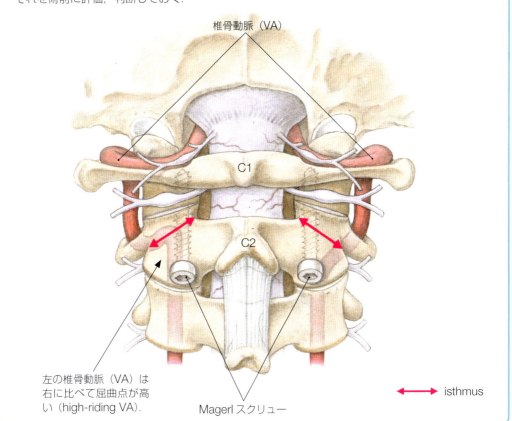

❷ 手術体位

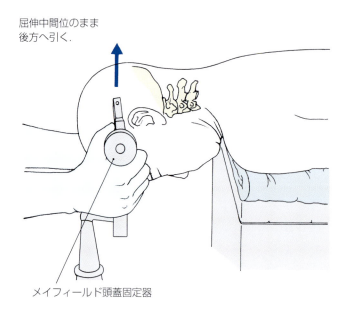

屈伸中間位のまま後方へ引く．

メイフィールド頭蓋固定器

- 腹臥位で環軸関節亜脱臼を整復し，頭部をメイフィールド頭蓋固定器で固定する．頚椎伸展位ではなく retraction position（顔面を屈伸中間位のまま後方へ引いた状態）で環軸関節を整復する．
- 麻酔科には足元に下がってもらい，患者の頭側にスペースを十分取ることにより，術中のイメージ（C-arm）操作が容易となる．C-arm で正確な側面像が得られる位置，前後面像で環軸関節が見える位置を確認，記憶しておく．

▶ ポイント

retraction position での整復の利点
：確実な整復と手術操作のやりやすさ
- 頭部の固定で大切なのは，頚椎伸展位で環軸関節亜脱臼を整復するのではなく，retraction position（顔面を屈伸中間位のまま後方へ引いた姿位）で整復することである．つまり体位をとった状態では頭部を上へ持ち上げて整復することになる．
- その後イメージ下に C1-C2 角を調整する．文献的には C1-C2 角は 20～30°位がよいとされているが，術前中間位のアライメントを参考にし，固定位を決めることが大切である．上記のように頭部をそのまま上へ持ち上げると，伸展位よりもはるかに確実に整復できる．
- また，伸展位での整復では，O-C2 間が狭くなり，展開など手術操作がやりにくいうえ，VA 損傷を避けるためのスクリューの強斜位刺入が困難になる．一方 retraction position では，環軸椎が背側へくるとともに，上位頚椎はやや屈曲位となるので，O-C2 間が開き，一連の手術操作がやりやすくなる．

retraction position での整復の注意点
：O-C2 角を最終固定直前に必ず計測
- ただし retraction position での整復は，後頭-頚椎（O-C）固定の際には十分に注意する必要がある．
- 後頭-軸椎角（O-C2 角：McGregor 線と C2 終板の成す角度，前開きが正）が術前中間位の O-C2 角よりも小さくなる（O-C2 のアライメントが屈曲位となる）と下顎が頚椎に近づき，術後嚥下困難や呼吸困難を起こすことがあるからである．さらに，環軸関節が整復されるとそれだけで下顎が頚椎に近づくので注意が必要である．
- 後頭頚椎固定姿位が不良で起こった嚥下困難や呼吸困難は，時間が経っても軽快しない．必ず最終固定直前に C-arm の側面像を印刷して O-C2 角を測定し，最低でも術前中間位の O-C2 角を保つようにする．環軸関節亜脱臼を整復した場合にはそれも考慮に入れて，固定 O-C2 角をさらに大きくする．
- 一般に，後頭骨を留めない環軸椎固定のみでは嚥下困難や呼吸困難は起こらない．

❸…皮切

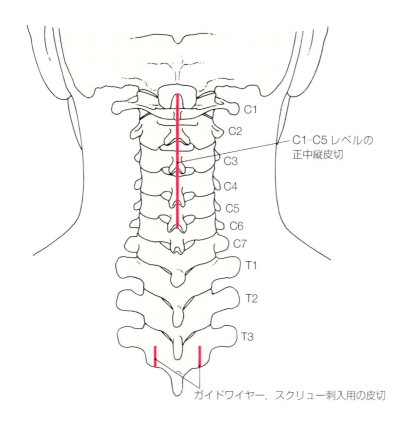

C1–C5 レベルの正中縦皮切

ガイドワイヤー，スクリュー刺入用の皮切

- C1–C5 レベルの正中縦皮切を用いる．
- そのほかに，ガイドワイヤーやスクリューを経皮的に刺入するための約 1 cm の縦皮切を T2 棘突起レベルの左右にひとつずつおく．

❹…術野を展開する

- まず，C2 下半分から C4 位までの椎弓を型通り展開する．次に，C1 後結節を触知して C1 の正中を確認し，C1 後弓を剥離する．その後，粘膜剥離子で環椎後頭間膜，環軸間膜付着部を後弓から剥離し，後弓下に絹糸を通しやすくしておく．

> ▶ポイント
> - C1 の剥離に際し，正中から 1〜1.5 cm 以上外側の頭側には VA が後弓上面を走っているので，損傷しないように注意する．C1 では正中以外は粘膜剥離子やガーゼで容易に剥離できるので，電気メスは使わないほうが無難である．

- 次に C2 椎弓上内縁を脊柱管に沿って環軸関節まで展開する．
- C1–C2 間は開窓鉤で創を左右に強く大きく引くと，正中で後方環軸間膜が開き，硬膜外腔が確認できることが多い．このようにして硬膜管を確認し，脊柱管の輪郭をたどりながら，C2 椎弓上縁を isthmus から環軸関節後縁に向かって環軸間膜を剥離していく．

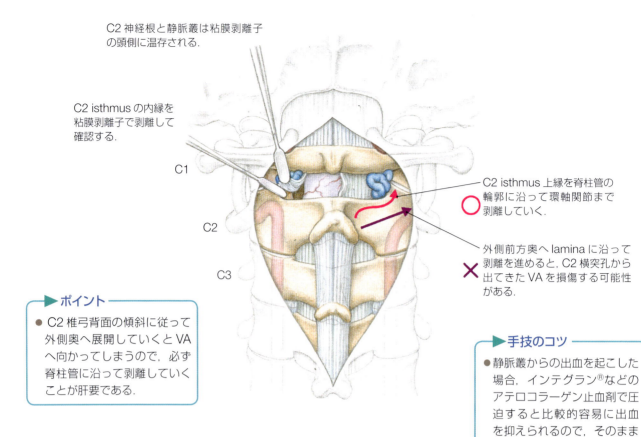

C2 神経根と静脈叢は粘膜剥離子の頭側に温存される.

C2 isthmus の内縁を粘膜剥離子で剥離して確認する.

C2 isthmus 上縁を脊柱管の輪郭に沿って環軸関節まで剥離していく.

外側前方奥へ lamina に沿って剥離を進めると, C2 横突孔から出てきた VA を損傷する可能性がある.

▶ ポイント
- C2 椎弓背面の傾斜に従って外側奥へ展開していくと VA へ向かってしまうので, 必ず脊柱管に沿って剥離していくことが肝要である.

▶ 手技のコツ
- 静脈叢からの出血を起こした場合, インテグラン®などのアテロコラーゲン止血剤で圧迫すると比較的容易に出血を抑えられるので, そのまま操作を続けるか, いったん対側の操作に移る. しばらく待った後にインテグラン®を除くとたいていは止血できている. 最後まで止血が困難なときには止血剤を詰めたままにしておく.

- C2 の環軸関節面は低い台地のように isthmus 上面から少し盛り上がっているため, 剥離子で触れると関節後縁に達したことがわかる.
- C1–C2 間には, 人によってはよく発達した静脈叢が存在し, 傷つけると止血に難渋することがある. 筆者は, 粘膜剥離子と極力弱くした電気メスで, C2 isthmus の上面を剥離している. こうすることにより C2 神経根と静脈叢は, 粘膜剥離子の頭側に温存される.

❺ C1 後弓下へ絹糸を留置する

縦型デシャン針

- 縦型デシャン針を用いて, C1 後弓下に絹糸を通す. デシャン針の先を後弓の前面に沿わせて入れ, 硬膜を押さないように注意する. (後に, この絹糸を使ってポリエチレンケーブルを C1 後弓下に通す.)

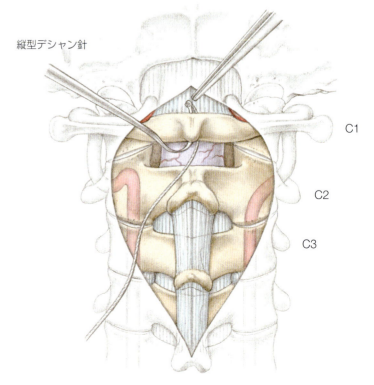

❻ スクリュー用ガイドワイヤーを設置する

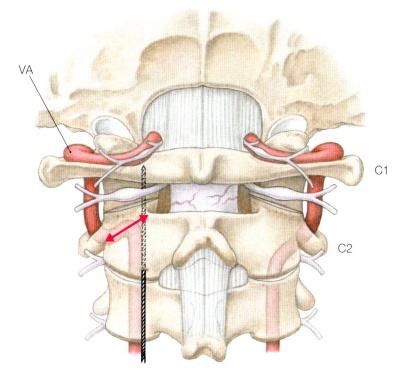

ガイドワイヤーは
C2 isthmus の最内側，最背側を通る．

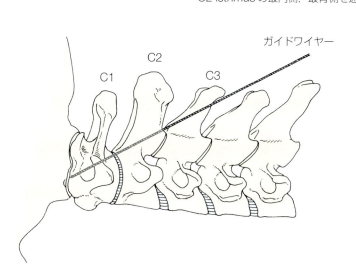

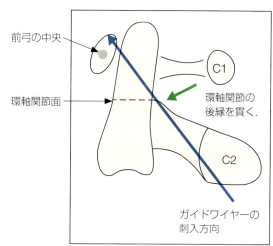

[側面イメージ]

- まず左のガイドワイヤーを刺入すると仮定する．脊柱管左外縁のまっすぐ後方，T1-T2 レベルの棘突起左側からガイドワイヤーを経皮的に刺入し，術野にガイドワイヤーを出す．そのガイドワイヤーを，電動ドリルを用いて，イメージ下に C2 下関節突起から C1 の外側塊に向けて刺入する．
- この手術では，VA 損傷を起こさないために，ガイドワイヤーの位置（C2 isthmus の最内側，最背側を通る）がきわめて重要である．直視下には，ガイドワイヤーが体軸に平行に，かつ脊柱管に接して（C2 isthmus の最内縁に沿って）通るようにする．また，C-arm では，正確な C2 椎体の側面像を得て，ガイドワイヤーが C2 下関節突起下縁から環軸関節の後縁（緑矢印）を貫いて C1 外側塊に入るようにする．その結果，側面イメージではガイドワイヤーが C1 前弓の中央よりも頭側に向かうことが一般的である（青矢印）．上記操作に

よって，ガイドワイヤーがC2 isthmusの最内側，最背側を通ることになる．
- イメージ下にガイドワイヤーはC1前弓の後面（歯突起側）またはO-C関節手前で止めるようにする．このようにするとスクリューの長さは36〜40 mmになるのが普通である．ガイドワイヤーを前弓の前面まで進めると，実際には前弓の前にガイドワイヤーが抜けており，頚動脈損傷の可能性がある．
- 右側でも全く同様のことを行う．
- 2本のガイドワイヤーが挿入されたら，C-armで前後面像を確かめる．C2 isthmus内縁を通ったガイドワイヤーは，前後面では環軸関節のほぼ中央を貫く．環軸関節を通っていれば，前後面でのスクリューの少しくらいの傾きや非対称は問題ない．

❼ スクリューを挿入する

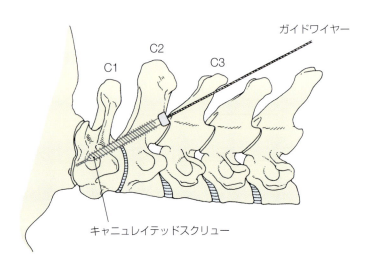

- C-armを側面像に戻し，キャニュレイテッドの器具を用いてガイドワイヤーに沿って，スクリュー長計測（専用のデプスゲージを用いる），ドリリング，タッピングを行った後，スクリュー（キャニュレイテッドスクリュー）刺入を行う．
- 2本のスクリューが入ると，C1-C2は一塊として動くようになる．

> ▶ポイント
> - これらの操作の間，ガイドワイヤーが奥に突っ込まないようイメージで随時チェックする．スクリューの背側にはC2 isthmusの皮質骨が1枚あるのみなので，背側皮質骨の骨折には十分注意が必要である．とくにflexibleでないドリルやタップを用いるときには，操作中に術者が不用意に手元を持ち上げるとスクリュー刺入部背側の皮質骨を骨折し，スクリューが露出して固定力が低下してしまう．

❽ 骨移植を行う

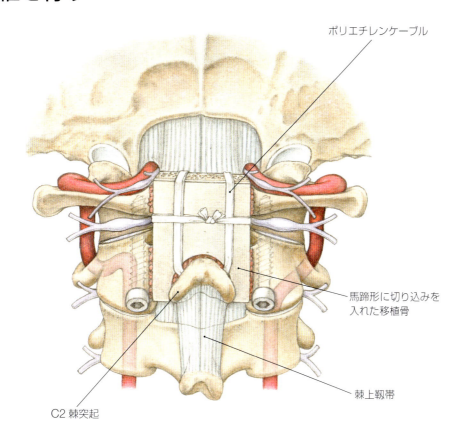

ポリエチレンケーブル

馬蹄形に切り込みを入れた移植骨

棘上靱帯

C2 棘突起

> ▶ **手技のコツ**
>
> ● 先に通してあった絹糸を使って，まず，2本の絹糸を C1 後弓下に通す．二つ折りにしたポリエチレンケーブル（3 mm 幅ネスプロンケーブル）を C2–C3 間の棘上靱帯下に通し，それぞれの端（元の1本の二つ折りにした部分と両端）を先に後弓下に通した対応する絹糸を用いて C1 後弓下に頭側から尾側に通す．McGraw 法に準じて移植骨を締結する．ケーブルを棘上靱帯の下を通すことで，締結時，ケーブルが C2 棘突起を乗り越えてはずれてしまうことを防ぐことができる．

● C1 後弓，C2 椎弓後面を decortication する．後上腸骨棘周辺から 3〜4 cm 角の半層骨，および bone chips を採骨する．
● 採骨した半層移植骨片に，C2 の棘突起に合わせて切れ込みを入れて馬蹄形とし，それを C1 後弓と C2 椎弓を橋渡しするように置いた後，ポリエチレンケーブルで McGraw 法に準じて締結する．
● さらに骨片と移植母床との間隙に bone chips を充填する．

❾…閉創する

● 持続吸引ドレーンを留置し，層ごとに縫合して閉創する．

▶後療法

● 一般に後出血は少なく，ドレーンは翌日抜去して離床，歩行を始める．
● 術後は基本的にポリネックカラーまたはソフトカラーを3か月間装着させる．

▶まとめ

● Magerl スクリューの刺入において最も重要なのは，C2 isthmus の最内側，最背側にガイドワイヤーを通すことである．そのためには，術前画像評価にてその症例の C2 椎体や VA 走行の形態をしっかりと把握しておくこと，術中できるだけ無血野を保ちながら剝離を行い確実なオリエンテーションをつけること，そして正確な C2 側面イメージ像を得ること，が大切である．

(根尾昌志)

■参考文献
1. 根尾昌志．Magerl 手術とその関連手術—とくにリウマチ疾患に対して．OS NOW Instruction No. 22　頚椎の手術．東京：メジカルビュー社；2012．p. 37-47.
2. 根尾昌志．環軸椎後方固定術．カラーアトラス　脊椎・脊髄外科．東京：中外医学社；2013．p. 126-42.

環軸椎後方固定術

環軸椎後方固定術：Brooks法

手術の概要

- 最近は椎弓根スクリュー，外側塊スクリュー，椎弓スクリューなどを使用することにより，環軸椎固定術の成績が著しく向上したといえる．しかし，Brooks法も手術手技の一つとして残しておく価値はある[1-3]．

▶適応

- 椎弓根径の狭小，high-riding VA，椎骨動脈の狭窄，Willis動脈輪の両側後交通動脈欠損などで，スクリュー挿入が困難な症例に適応が残っている．しかし，術前術中に整復可能であることが必須である．
- 関節リウマチ（RA）による垂直亜脱臼例の術後長期予後は不良であり，歯突起上方移動による延髄圧迫例は適応外である[4]．

▶手術のポイント

① 体位と皮切：上位頸椎を中間位よりわずかに前屈位にする．皮切は通常の正中切開で行う．
② 移植骨の採取：腸骨稜と外側面を利用して骨片を2個採取し，骨移植のため逆台形にかたどる．
③ 術野の展開：先端を曲げた神経鉤を使用して，環椎後弓の前面と軸椎椎弓の前面を頭側および尾側から剥離する．
④ 環椎後弓前方へワイヤーを挿入する．
⑤ 軸椎椎弓前方へワイヤーを挿入する．
⑥ 骨移植を行い，ワイヤーで締結する．

手術手技の実際

❶ 手術体位と皮切

- 腹臥位で上位頸椎を中間位よりわずかに前屈位にする．筆者は4kgの頭蓋牽引を採用している．術中に同部の軟部組織を剥離すると，後頭骨と環椎後弓の間隙がさらに広がる．
- 皮切は正確に正中から進入することが肝要である．

▶ポイント
- 腹臥位頸椎手術における4点支持台の使用は，大腿骨大転子部が尾側の支持台に乗る程度に配置し，術中に患者が尾側にずれない安定した体位をとる．

❷ 移植骨を採取する

- 腸骨稜と外側面を利用して骨片を2個採取し，弯曲部を移植骨の後面に利用する．移植骨が小さいと局所が前弯位に固定されるので，大きめの腸骨片を採取する．
- 骨移植のために，骨片を逆台形にかたどる．

❸ 術野を展開する

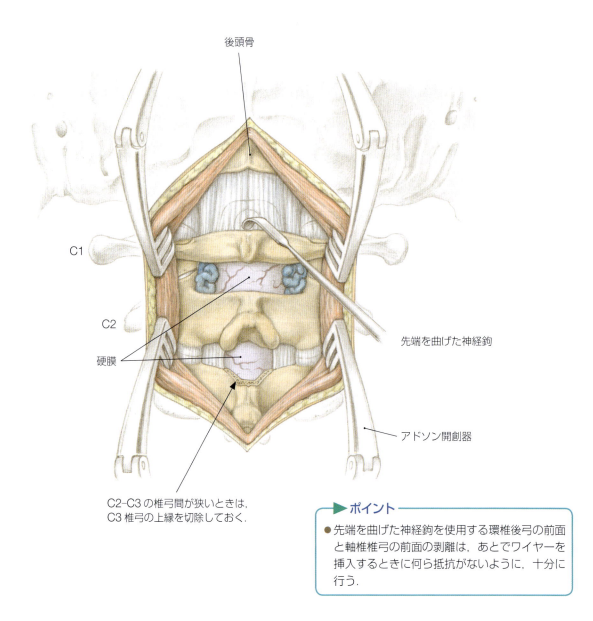

C2-C3の椎弓間が狭いときは，C3椎弓の上縁を切除しておく．

▶ポイント
- 先端を曲げた神経鉤を使用する環椎後弓の前面と軸椎椎弓の前面の剥離は，あとでワイヤーを挿入するときに何ら抵抗がないように，十分に行う．

- 先端を曲げた神経鉤を使用して，環椎後弓の前面と軸椎椎弓の前面を頭側および尾側から剥離する．
- 後頭骨と環椎後弓が重なった症例を含め，同部の軟部組織を剥がす過程でワイヤーを挿入する間隙ができてくることが多い．ワイヤー挿入直前に頚椎用椎間開大器を使用すると，より挿入が容易になる．
- 軸椎と第3頚椎の椎弓間部はしばしば狭くなっているので，小さいケリソン骨鉗子で第3頚椎椎弓の上縁を切除し，あとでワイヤーの先端を見つけやすくしておく．

❹ 環椎後弓前方へワイヤーを挿入する

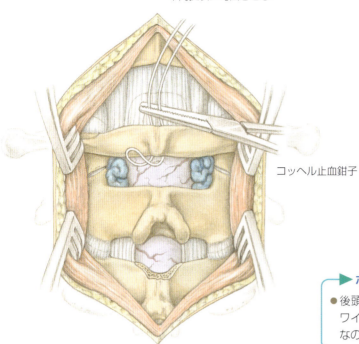

ワイヤーの先端は
半円弧状に弯曲させる.

コッヘル止血鉗子

- 直径 0.76 mm のワイヤーを U 字形に二つ折りにし，その先端をデシャン動脈瘤針と同形に半円弧状に弯曲させる．このように採型したワイヤーの弯曲部を回転させるようにして環椎後弓の前面を滑らせると，容易に尾側からワイヤーの先端が現れる．
- ワイヤーが周囲の組織に押されて形状が変化したときはやり直すべきである．

▶ポイント
- 後頭骨–環椎間にワイヤーを挿入するときのワイヤーの先端の形状は経験からくる手作業なので工夫を要する．

❺ 軸椎椎弓前面へワイヤーを挿入する

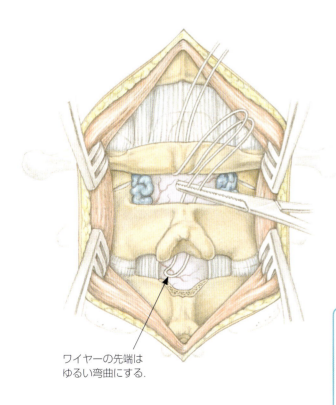

ワイヤーの先端は
ゆるい弯曲にする.

- ワイヤーの先端をよりゆるい弯曲にし，軸椎椎弓の前面を水平に送り込む感覚で操作を行う．
- 次に頭尾側のワイヤーを引き上げながら，環軸椎間の後方に撓んだワイヤーをコッヘル止血鉗子で押し込む操作が必要になるが，硬めのワイヤーでは操作が困難である．

▶ポイント
- 頭尾側のワイヤーを引き上げながら，環軸椎間の後方に撓んだワイヤーを押し込む操作には慎重さと指先の力が必要となる．
- 頭尾側のワイヤーの両端部を引き上げる際に，撓んだ環軸椎間のワイヤーが硬膜を押さないような注意も必要である．

❻ 骨移植を行い，ワイヤーで締結する

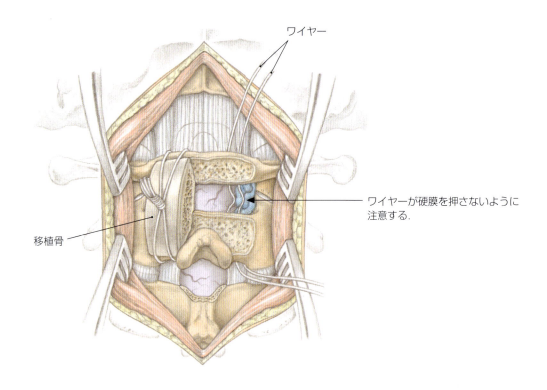

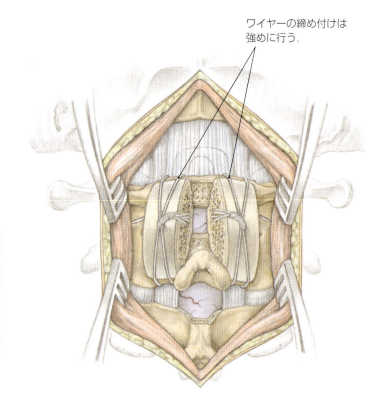

> ▶ ポイント
> - 環椎後弓の後下面と軸椎後面の decortication は，逆台形の移植骨をのせたときにそれぞれの骨皮質が一線に並ぶように適合させる．ワイヤーが移植骨に少し食い込む程度に十分強めに締め付けるのが肝要である．
> - ワイヤーが切れたらやり直すつもりの覚悟で遠慮なく強めに締める．

- 母床の作製は環椎後弓と軸椎椎弓と移植骨の骨皮質が一線に並ぶように工夫し，ワイヤーの締め付けは移植骨に少し食い込む程度に強めに行う．

▶後療法

● 手術翌日から頚椎カラー装用下で歩行を開始し，術後4週からカラー除去を開始する．現在の固定術と比較すると後療法に長期間を要する．

（藤谷正紀）

■文献

1. Brooks AL, Jenkins EB. Atlanto-axial arthrodesis by the wedge compression method. J Bone Joint Surg Am 1978；60：279-84.
2. 藤谷正紀，金田清志．上位頚椎の後方手術手技―環軸関節固定術―．脊椎脊髄 1988；1：149-56.
3. 藤谷正紀．イラストレイテッド・サージェリー．脊椎 instrumentation ―環軸椎固定（Brooks 法）．脊椎脊髄 2002；15：1143-9.
4. 藤谷正紀ほか．RA 頚椎手術後の長期予後―垂直亜脱臼の有無による比較検討．臨整外 2003；38：427-35.

環軸椎後方固定術

環軸椎後方固定術：環椎外側塊スクリュー法

手術の概要

- 環椎外側塊スクリューは直接刺入法（Harms法），経後弓刺入法（Tan法），notching technique が代表的な刺入方法として知られている．
- 環椎外側塊スクリューと軸椎椎弓根スクリューとを組み合わせた環軸椎固定術は，スクリュー刺入後の整復操作が可能，強度胸椎後弯症例や肥満症例でもMagerl法に比べると手術操作がしやすい，などの利点を有する．

▶ 適応

- 適応：環軸椎亜脱臼，歯突起後方偽腫瘍，環椎骨折，軸椎骨折など．
- 禁忌：椎骨動脈走行を十分吟味し，走行異常例，骨形態異常ではスクリュー刺入が困難となる場合もある [1]．

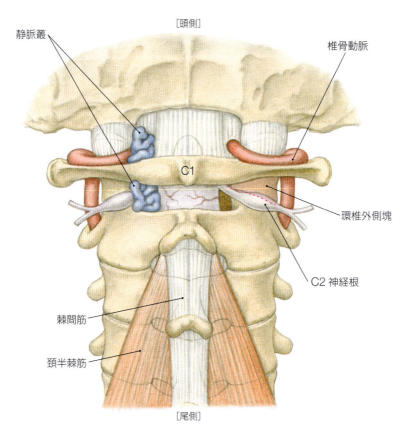

[1] 環軸椎後方の局所解剖
環椎外側塊背側にはC2神経根と静脈叢が位置する．右側は静脈叢を除去して神経根のみとした．

▶手術のポイント

①体位：腹臥位でメイフィールド頭蓋固定器を使用して，ヘッドアップ約30°とする．
②皮切：後頭骨から軸椎棘突起まで展開する．
③環軸間膜を展開し，スクリュー刺入の準備を行う．
④スクリューを刺入する．
⑤整復操作とインプラント締結を行う．
⑥骨移植を行い，オーバーヘッドコネクターを締結する．
⑦閉創する．

手術手技の実際

❶ 手術体位

- 腹臥位でメイフィールド頭蓋固定器を使用して，ヘッドアップ約30°とする．スクリュー刺入後に整復できるので，完全な整復は不要であり，むしろ後頭骨と環椎との距離が近すぎないほうがスクリューを刺入しやすい．
- 透視下にメイフィールド頭蓋固定器を把持しながら，ある程度の整復操作を行う．術中にはイメージの首振りで再度完全に側面であることを確認する．

❷ 皮切をおき，術野を展開する

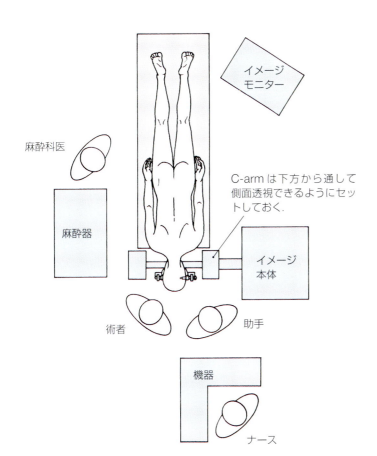

- 後頭骨から軸椎（C2）棘突起まで皮切をおき，術野を展開する．慣れれば，後頭骨をほとんど展開せず大後頭孔からC2棘突起までの展開で十分となるが，初心者は後頭骨からC2まで展開するほうが後の操作がしやすい．C2においては頸半棘筋付着部はまったく剝離しない．

❸ 環軸間膜を展開し，スクリュー刺入の準備を行う

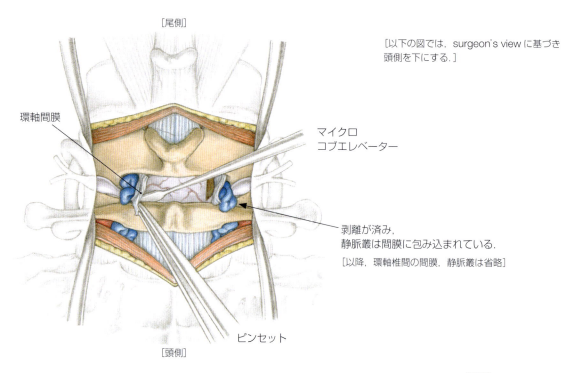

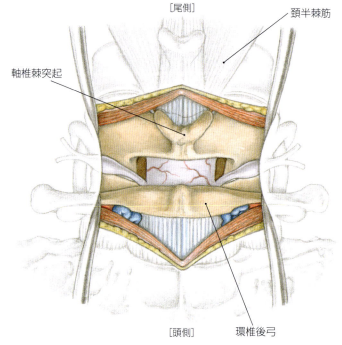

> ▶ 手技のコツ
> ● 静脈叢から出血した場合にはバイポーラー，電気メスでの止血は深みにはまるだけであり，止血綿をパッキングし圧迫止血するのがよい．片側で出血が生じたらパッキング圧迫のまま，対側の操作に移ると手術時間の短縮となる．筆者は初期症例において静脈叢の展開だけで2,000 mL以上出血したことがある．

- 環軸椎間には黄色靱帯は存在せず，環軸間膜がある．通常，環軸間膜は環椎部も軸椎部も中央に固く付着している．その中央部をまず電気メスで剥離し，そこから外側へ骨の付着部を電気メスあるいはバイポーラーで丁寧に凝固しつつ，メッツェンやシャープな剥離子を用いて剥離し，外側方向へ展開してゆく．
- 腹側での間膜付着部も同様に，正中で剥離したのち，摂子で間膜を把持し，環椎後弓付着部，軸椎椎弓付着部を上述のように剥離してゆく．このように剥離すると，外側に存在する静脈叢を損傷することなく間膜に包み込むように展開でき，静脈叢からの出血を極力少なくできる．

❹…スクリュー刺入を行う

▶ 軸椎椎弓根スクリュー

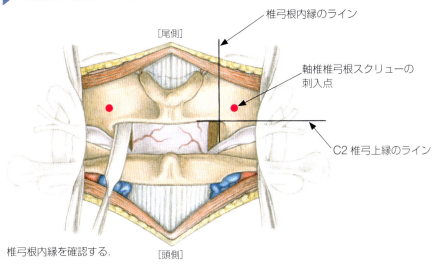

椎弓根内縁を確認する．

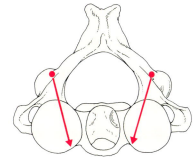

エントリーポイントを作製する．

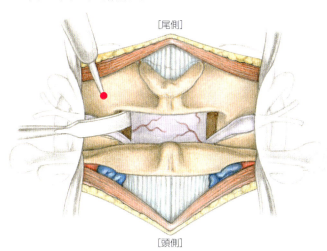

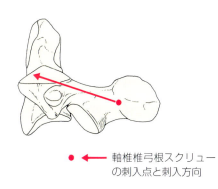

← 軸椎椎弓根スクリューの刺入点と刺入方向

C2椎弓根スクリュー刺入の完了

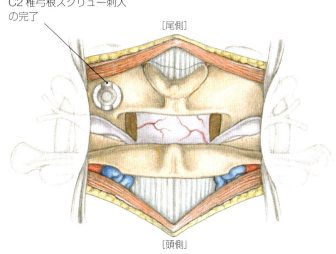

▶ ポイント

- high-riding VAなどの椎骨動脈走行異常の有無を詳細にチェックしておく．

- 軸椎椎弓根内縁を触知し，内縁の位置を確認する．
- 椎弓上縁から数mm尾側，確認した内縁の数mm外側が，通常，刺入点となる．
- 椎弓根スクリュー刺入が困難な場合，ラミナスクリューなどと併用して環軸椎固定術を完遂する．

環椎外側塊スクリュー：後弓刺入法（Tan法）

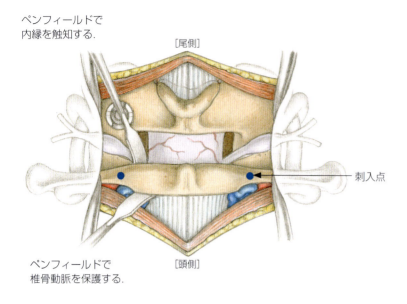

ペンフィールドで内縁を触知する．

刺入点

ペンフィールドで椎骨動脈を保護する．

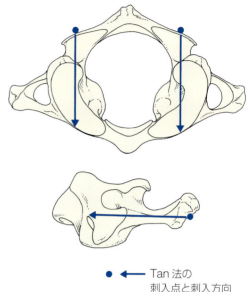

Tan法の刺入点と刺入方向

- 後弓が太く，後弓から刺入できる場合はTan法で刺入する．
- 展開した後弓の尾側から後弓の内縁を触知する．通常，3.2 mm径スクリューが多いので，スクリュー径を考慮し，そこから数mm外側，かつ正確な側面透視のもと後弓の髄腔の延長線上がエントリーポイントとなる．
- まず，後弓の頭側でペンフィールドで椎骨動脈をプロテクトする．

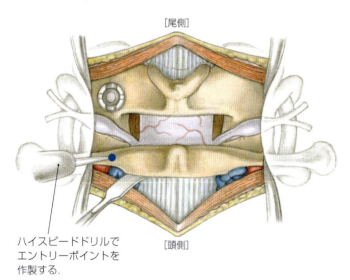

ハイスピードドリルでエントリーポイントを作製する．

- 後弓の髄腔に入るように，ゆっくりと2 mm径のハイスピードドリルで髄腔を掘削してゆく．決して削り急いではならない．後弓の軸に平行にゆっくり掘削する．ゆっくりとドリリングするためには，フットスイッチが便利である．矢状面方向はまっすぐ，すなわち鉛直線上に掘り進めばよい．

▶ 手技のコツ

後弓掘削での焦りは軸の逸脱に容易につながる
- 頭側逸脱は椎骨動脈損傷の可能性があり，絶対禁忌である．もし逸脱したら，尾側へ方向を変えるか，notching techniqueに変更して外側塊直接刺入とする．
- 尾側逸脱は静脈叢から出血をみるが，慌てない．

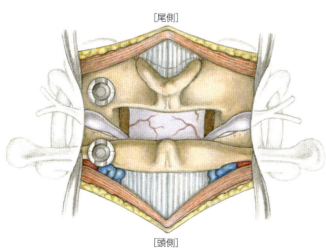

- 外傷，若年者など，非常に骨質が良好で硬くスクリュー刺入が困難な場合，ゆっくりとインストゥルメント付属の手回しドリルやタップを用いて外側塊前縁まで掘削してからスクリューを刺入するが，リウマチや高齢者ではドリルが外側塊まで到達したら，エントリーポイント付近のみタップを切るだけでスクリュー刺入を行う．

▶環椎外側塊スクリュー：外側塊直接刺入法（Goel 法）

- 後弓刺入が解剖学的に不可能な場合には外側塊直接刺入法となるが，テクニックとしては notching technique とよばれる方法がよい．Goel 法，notching technique のいずれも，スクリューは後弓の椎弓根様部を椎弓根スクリューのように刺入するのではなく，エントリーポイント作製の違いはあるが，外側塊に直接刺入する方法である．
- 具体的には notching technique では，後弓の尾側面を徐々に腹側に掘削していくことで静脈叢をあまり損傷することなく，後弓基部と外側塊移行部からスクリュー刺入が可能となる．静脈叢から出血した場合には止血綿でパッキングと圧迫をしつつ上記操作を行う．
- リウマチや高齢者で骨質が弱い場合には，bi-cortical 刺入がよい．手回しドリルやタップで前面の骨皮質を貫くが，術前に位置関係をしっかり把握しておく必要がある．直接刺入，notching technique では 10°程度内側方向へ向けた刺入を試みる．
- また，下穴作製まではしっかり外側塊にホールが作製できていても，スクリュー刺入の際に内側へ逸脱してスクリューが脊柱管内に逸脱することがある．静脈叢出血の止血に難渋した場合に生じやすい．
- 刺入点の良好な視野を確保するために，C2 神経根を切断して刺入する方法も報告されている．強度の ADL 障害は報告されていないものの，筆者はできる限り温存すべきと考えている．

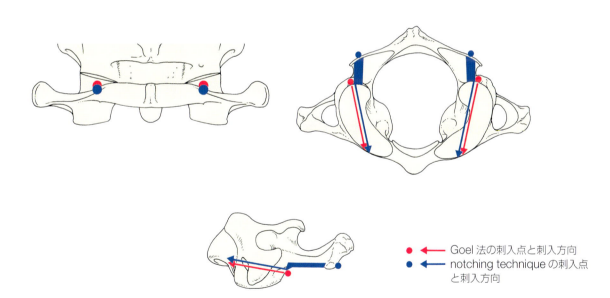

● ← Goel 法の刺入点と刺入方向
● ← notching technique の刺入点と刺入方向

❺ 整復操作とインプラント締結を行う

- まず環椎のスクリューヘッドに対して少しロッドが浮くように軸椎スクリューを締結する．その後，使用しているインプラント付属のリデューサーを用いて環椎スクリューにロッドを締結することで，環椎が持ち上がり亜脱臼が整復される．
- 環軸椎の回旋整復は軸椎棘突起を正中方向へ軽く押すことで整復される．

❻…骨移植を行い，オーバーヘッドコネクターを締結する

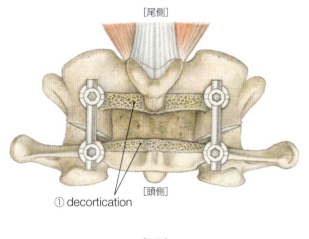
①decortication

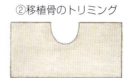
②移植骨のトリミング

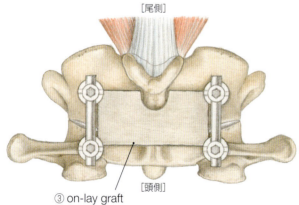
③on-lay graft

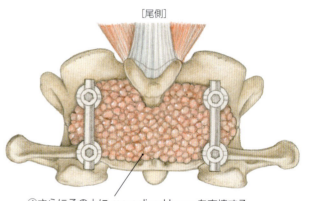
④さらにその上にmorselized boneを充填する．

- 環椎，軸椎それぞれにdecorticationを海綿骨が露出するまで十分に行う．あらかじめ採骨した腸骨は，環軸椎の大きさに合わせてブロック状にトリミングし，余った外板と海綿骨を細かくする．
- まずmorselized boneを硬膜上，また外側にも敷き詰める．その後ブロック骨を環軸椎間にon-layする．可能なら，ここでインプラントのcompressionをかけて移植骨を圧着させてもよいが，筆者は，最近はcompressionは行わず，基本的にon-lay graftingである．環椎，軸椎，移植骨の隙間と外側，背側にさらにmorselized boneを十分に充填する．
- フィブリン糊をスプレー後，再度，十分洗浄し，現在どのメーカーのインプラントも上市しているオーバーヘッドコネクターを締結し，最終締結して手術を完了する．

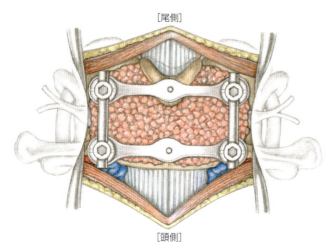
⑤オーバーヘッドコネクターによる最終締結後

▶ポイント
- 十分decorticationすることは大切だが，頸半棘筋を温存しているため棘突起基部をdecorticationしすぎると，術後，筋肉の作用で棘突起骨折が生じることがある．
- また最初のmorselized boneの硬膜上留置に起因するトラブルはまったくなく，むしろ移植骨や椎間関節が覆われるよう十分に充填したほうが骨癒合に有利である．

❼…閉創する

● ドレーンを1本留置し，筋膜，皮下，皮膚を縫合して手術を終了する.

▶後療法

● ドレーンが抜去されたら歩行可能であり，3か月間カラーを装着する.

（水谷　潤）

歯突起骨折骨接合術

歯突起骨折骨接合術：前方スクリュー固定

手術の概要

- 歯突起骨折に対する前方スクリュー固定法は，わが国で考案された優れた術式である[1-3].
- 近年のインストゥルメンテーション手術の進歩により，後方固定術の頻度が高くなっているものの，前方スクリュー固定法は，適応を選べば低侵襲性やC1-C2可動性を維持できる有用性の高い術式である.

▶適応

- 急性から亜急性期の Anderson II 型と III 型（高位骨折型と不安定性型）が手術適応となる[2-4].
- 高齢者を含めたすべての年齢層に適応となるが，重度の骨粗鬆症例では十分な固定性が得られない場合がある.
- 骨折線がスクリュー設置方向と平行に近い斜骨折の場合，あるいは歯突起が前方へ転位している場合は，強固な固定が得られないことがあり，慎重に適応を考慮する.
- 骨折後偽関節例では，本法は骨癒合率が低く，一般にC1-C2後方固定術が適応となる.

▶手術のポイント

①麻酔：骨折不安定性がある場合は経鼻あるいはファイバースコープを用いて挿管する[3].

②体位：仰臥位とし，X線透視（イメージ）を用いる．気管チューブは側方に避け，X線透過性材料で開口位を保つ.

③皮切：左右いずれかのC4-C6高位の胸鎖乳突筋前縁に約3～4cmの皮切をおく.

④展開：通常の頚椎前方固定術と同様の展開を用いて椎体前面に達する.

⑤刺入点：椎体中央は左右の頚長筋を目安にし，イメージ側面像で刺入高位を決める.

⑥ドリリング：軟部組織をレトラクトして，1mm径のガイドワイヤーを歯突起尖端まで慎重に進める.

⑦スクリュー刺入：スクリュー長を決定し，ガイドワイヤーを介してキャニュレイテッドスクリューを刺入する.

●──手術手技の実際

❶…手術体位

- 仰臥位とし，X線透視を用いる．正確な歯突起正面像を得るために，気管チューブは側方に避け，巻軸包帯などのX線透過性材料で開口位を保つ[2-4]．
- X線は硬口蓋と後頭骨下縁を結ぶ線に入射する．

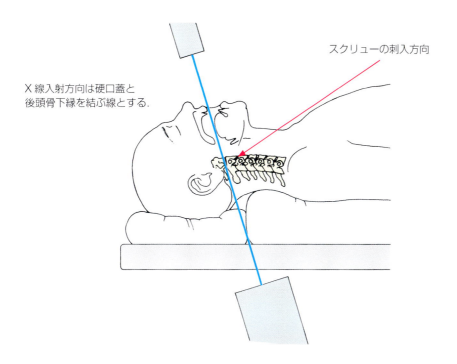

▶ 手技のコツ
- 後屈位はスクリューの刺入がしやすい．したがって，できるだけ骨折が整復され，かつスクリュー刺入のためのワーキングスペースが得られる頭位に設置する．

❷…皮切

- 左右いずれかのC4–C6高位の胸鎖乳突筋前縁に約3〜4 cmの皮切をおく．

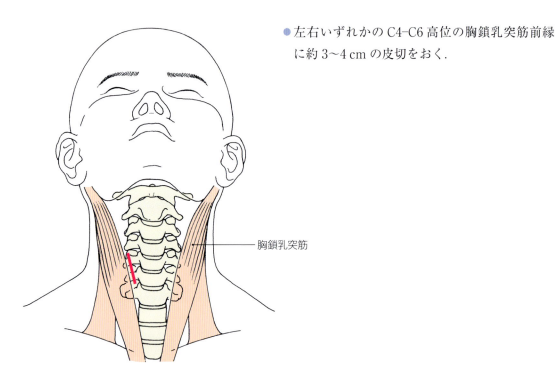

胸鎖乳突筋

❸…椎体前面を展開して，刺入点を決定する

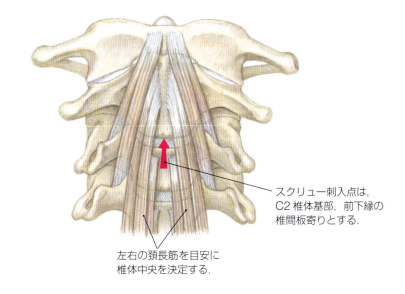

▶ 手技のコツ
- 刺入点が椎体前壁になると椎体前壁を壊す可能性があるため，椎体前下縁の椎間板寄りから刺入する．

スクリュー刺入点は，C2椎体基部，前下縁の椎間板寄りとする．

左右の頸長筋を目安に椎体中央を決定する．

- 通常の頸椎前方固定術と同様に，胸鎖乳突筋と頸動脈を外側へ，気管と食道を内側へ避け，椎体前面に達する．
- C2椎体基部がスクリュー刺入点になるため，やや頭側に向かった展開を行う．
- 椎体中央は左右の頸長筋を目安に決定する．また，イメージ側面像で刺入高位を決める．

❹ ガイドワイヤーによるドリリングを行う

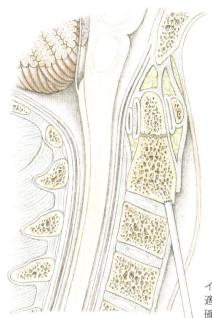

イメージで
適切なトラジェクトリーを
確認する.

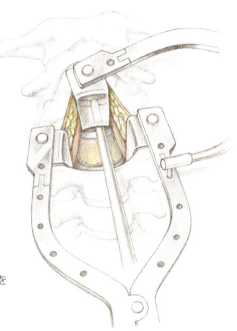

▶ ポイント
- 椎体部で正確な方向を決定し,歯突起骨片は一度だけドリリングする.

▶ 手技のコツ
- 軟部組織のレトラクトには,婦人科のクスコが有用である.

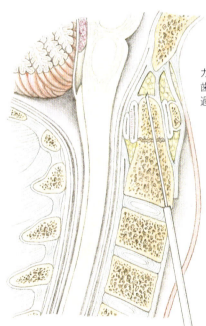

ガイドワイヤーは
歯突起尖端を貫通させる.
過度の貫通に注意する.

- 軟部組織をレトラクトして,1 mm 径のガイドワイヤーを刺入する.正・側面イメージで適切なトラジェクトリーか確認しながら,ドリリングする[3].
- ガイドワイヤーを歯突起内のみでなく,歯突起尖端を貫通するまで慎重に進める.ただし,過度の貫通は脳幹損傷のリスクがあるため,十分な注意を要する.

❺ スクリューを刺入する

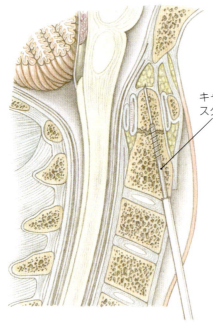

キャニュレイテッド
スクリュー

スクリューの刺入はイメージで確認しながら
進める．ガイドワイヤーが深部まで移動する
リスクがある．

> ▶ 手技のコツ
> ● スクリューヘッドの骨内埋没を防止する
>   ため，スクリュー刺入の際にワッシャー
>   を付けると予防できる．

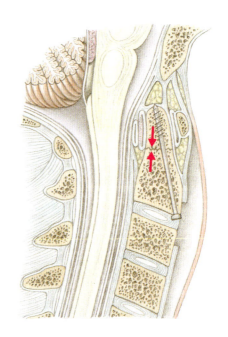

- スクリューサイザーあるいは同じ長さのガイドワイヤーを刺入点にあてがい，キャニュレイテッドスクリュー長を決定する．スクリューはガイドワイヤーを介して刺入する．
- 強固な固定を得るため，スクリュー先端が歯突起尖端を貫通するまで進める[3]．
- スクリュー刺入に際しては，ガイドワイヤーが深部まで移動するリスクがあるため，イメージで確認しながら慎重に進める．歯突起にスクリューが到達した後に，必要に応じてガイドワイヤーは抜去する．致命的な脳幹損傷のリスクがあることは常に意識する．

後療法

- 術後はできる限り早期に頚椎カラーを装着し，離床させる．装具の装着期間は1～2か月間である．
- 重度の骨粗鬆症例，骨折部の大きなギャップ残存例，スクリュー刺入による軸椎椎体前壁損傷例，術後再転位例などにおいては，顎付き頚椎体幹装具（アドフィットカラー™ など）で約3か月の固定を要する．

まとめ

- 歯突起骨折に対する前方スクリュー固定法は，わが国で考案された優れた術式である．
- 適切な手技により，低侵襲かつC1–C2の可動性を維持できる有用な術式である．

（石井　賢，船尾陽生）

■文献

1. 中西忠行ほか．軸椎歯突起骨折に対する螺子固定．関東整形外科災害外科会雑誌 1979；10：477.
2. 中西忠行ほか．軸椎歯突起骨折に対する螺子固定．整形・災害外科 1980；23：399–406.
3. 中西忠行．歯突起骨折の治療．Orthopaedics 1989；16：19–26.
4. Chiba K, et al. Anterior screw fixation for odontoid fracture：Clinical results in 45 cases. Eur Spine J 1993；2：76–81.

III

中下位頸椎
除圧再建手術

脊髄・神経根除圧

片開き式脊柱管拡大術

手術の概要

- 1978年に平林によって創始された片開き式脊柱管拡大術はさまざまな変遷，改良を経て，今なお頚椎症性脊髄症，頚部椎間板ヘルニア，後縦靱帯骨化症などによる，いわゆる圧迫性頚髄症に対する最も標準的な術式の一つとして確固たる評価を得ており，その安定した長期成績が報告されてきた[1-5]．一方で，術後のC5を主とした髄節性麻痺，軸性疼痛，頚椎可動域制限によるADL障害が問題とされてきた[3,6-8]．
- 近年，従来のC3–C7ではなく，拡大範囲をC4–C6など脊髄圧迫の強い部位に可及的に限定することでC2やC7への靱帯・筋付着部を温存し，かつ開大椎弓を種々の方法で強固に固定して早期に離床し，術後リハビリテーションを開始するなど，術後合併症を防止するさまざまな工夫が加えられ，その成績はさらに向上している[7,8]．
- 本項では，日常診療で最も遭遇頻度の高いC4/C5，C5/C6，C6/C7に脊髄圧迫がみられる例に対する"C3ドーム骨切り＋C4–C6片開き＋C7部分椎弓切除"の術式を紹介する．

適応

- 頚椎症，頚椎椎間板ヘルニア，頚椎後縦靱帯骨化症（OPLL）による脊髄症，脊髄神経根症を呈する症例のうち，以下が本術式の良い適応である．
  - 発育性脊柱管狭窄合併例
  - 多椎間病変例
  - 頚椎非後弯例

手術のポイント

①体位：腹臥位で，頭部はメイフィールド頭蓋固定器で手術台に固定し，頭側を約20°挙上する．

②皮切：C2–C7棘突起直上に約7cmの正中縦皮切をおく．

③項靱帯に沿って正中進入し，電気メスで棘突起先端を露出する．両側の傍脊柱筋を椎弓から剥離，椎間関節内縁まで展開する．

④椎間関節内縁に開大側骨溝を作製する．

⑤C3椎弓下面をドーム状に，C7頭側1/2をエアドリルで掘削，除圧する．

⑥2～3mm薄刃ケリソンでC3/C4，C6/C7の黄色靱帯を切除する．

⑦反対側椎間関節内縁に蝶番側骨溝を作製する．

⑧C4–C6の蝶番側外側塊へ椎弓固定用アンカースクリューを刺入し，縫合糸を棘間靱帯に通す．

⑨椎弓を開大する．全椎弓を開大したらアンカースクリューの縫合糸を締結，椎弓

を固定する．
⑩大量の生理食塩水で洗浄後，硬膜外腔にドレーンを留置し，追層縫合で閉創する．

──手術手技の実際

❶⋯手術体位

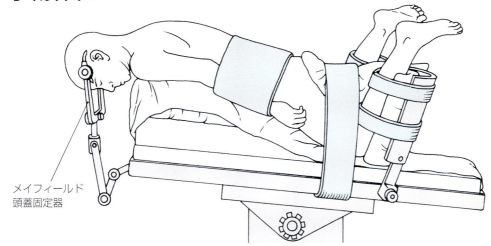

メイフィールド頭蓋固定器

▶ポイント
- 挿管チューブの管理も容易であり，眼球圧迫を防止するためにも頭部の固定にはメイフィールド頭蓋固定器を用いるべきである．
- 頭側から鼻尖の位置を参考に頭部が回旋偏位していないかを確認したうえで頭部を固定する．頭部が回旋していると椎弓展開の際に正中から外れて筋層に入り，思わぬ出血をみる．

- 胸腹部への圧迫を軽減させるため両側肩から骨盤にかけてロールタオルあるいはスポンジを置いた上に腹臥位とし，頭部はメイフィールド頭蓋固定器で手術台へしっかりと固定する．両膝は90°屈曲位として下腿全体を支持器に固定する．さらに両上肢はシーツで体幹に固定する．手術台の頭側を約20°挙上し，頸部は軽度屈曲位で床に平行とする．

❷⋯皮切

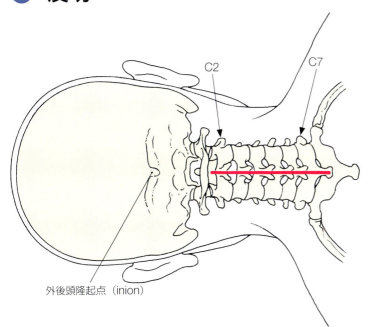

C2　C7
外後頭隆起点（inion）

- C2とC7の棘突起を皮下に触れ，皮切の範囲を決定する．C4-C6を開大する際は，C2からC7までの約7〜8 cmの正中縦皮切をおく．
- 1％エピネフリン入りキシロカイン®を同量の生理食塩水で等倍希釈し，0.5％として皮下に浸潤させ，出血を防止する．

▶ポイント
- 皮下脂肪が厚い，あるいはC2棘突起が小さく触れにくい例では，後頭部毛髪線がほぼC2を通ることを参考とする．

❸ 椎弓を展開する

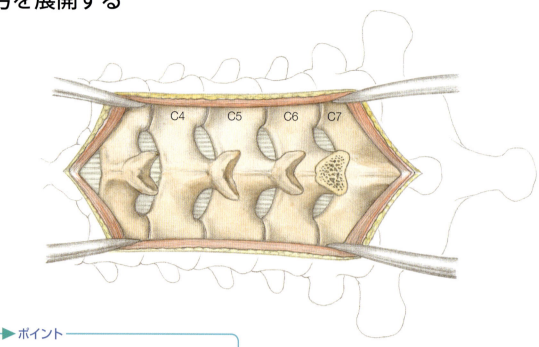

▶ ポイント

- 術後の後弯を防ぐため，できるだけ C2 棘突起ならびにそこに付着する頭半棘筋には手をつけない．術後の軸性疼痛を予防するため C7 棘突起も展開せず温存する．

- 出血を防ぐため常に正中を外れることなく項靱帯に沿って進入する．まず比較的大きい C6 の棘突起先端を露出し，ゲルピー型開創器で皮膚・皮下組織を両側へ軽く牽引しつつ頭側へ展開を進めると正中を外しにくい．
- C3–C6 棘突起の先端を電気メスで露出し，傍脊柱筋を椎弓から慎重に剥離しながら C3 椎弓下面から C7 椎弓上 2/3 までを展開する．
- C6 の棘突起先端が長い例では再閉鎖を防止するため先端をリュエルで切除し，C4–C6 の棘突起長を揃える．

▶ 手技のコツ

- C4–C6 の棘突起先端を両側のくびれまで電気メスでしっかり展開する（#）．そのうえで，椎弓に沿ってエレバトリウムあるいはスパーテルで椎弓上面の傍脊柱筋を鈍的に剥離すると出血をみることはない．椎弓下縁の筋付着部のみを電気メスで切離する．
- 外側の展開は，椎弓と椎間関節接合部の変曲点（*）のわずかに外側までにとどめる．

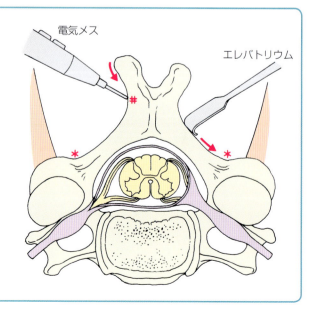

❹…開大側骨溝を作製する

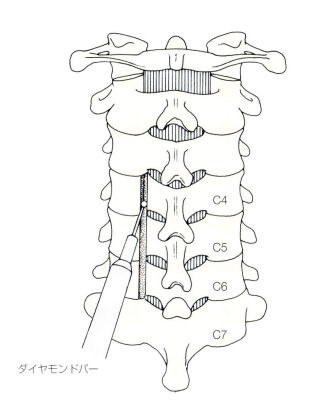

ダイヤモンドバー

- 5 mm 径の粗めのダイヤモンドバーで椎弓・椎間関節接合部のほぼ直上に開大側骨溝を掘削する．そのままバーで腹側皮質まで穿孔する．スパーテルで骨溝内の骨が完全に切除されていることを確認する．

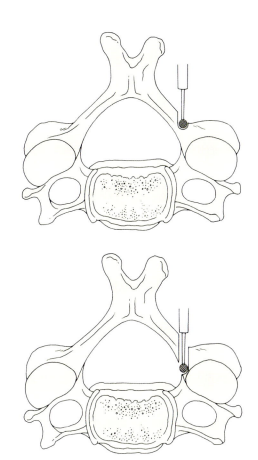

▶ 手技のコツ
- 腹側皮質をケリソンで切除することも可能であるが，硬膜外静脈叢を損傷し思わぬ出血をみることがあるため，筆者はダイヤモンドバーで穿孔している．皮質骨を貫いた際のバー先の抵抗の消失感を会得すれば，安全かつ素早く行え，出血もみない．

▶ ポイント
- まれではあるが椎弓・椎間関節接合部の変曲点がわかりにくい例がある．とくに OPLL 症例で C2 の拡大が必要な例では，術前 CT で骨溝作製部位をしっかりと把握しておく必要がある [1].

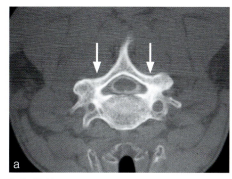 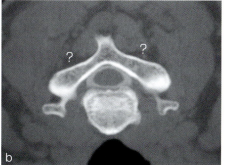

[1] 術前 CT
a：変曲点がはっきりしている例，b：変曲点がわかりにくい例．

❺…頭尾側端を除圧する

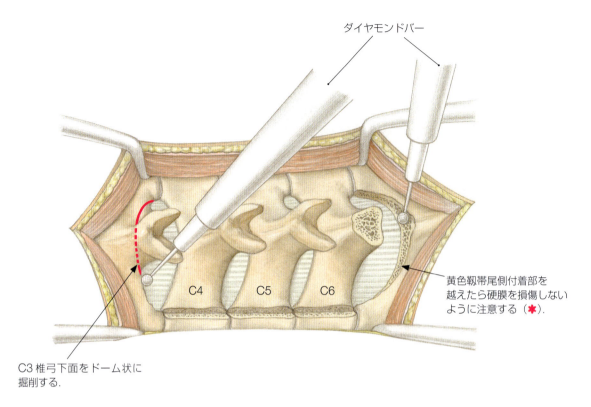

ダイヤモンドバー

C3椎弓下面をドーム状に掘削する.

黄色靱帯尾側付着部を越えたら硬膜を損傷しないように注意する（＊）．

▶ポイント
- C3尾側面の掘削は比較的安全であるが，C7椎弓では黄色靱帯尾側付着部を越えると椎弓と硬膜が直に接しているため，硬膜を損傷しないよう十分に注意しながら掘削する．
- 圧迫高位によってC3あるいはC7に対する部分除圧をどちらか一方にしたり，省略してもよい．

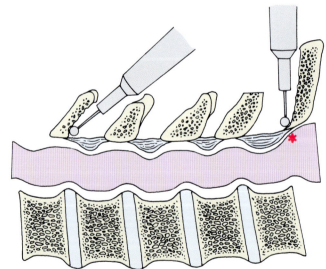

- C3/C4とC6/C7の棘上・棘間靱帯をパンチで切除し，C3椎弓の尾側面ならびにC7椎弓上2/3までを十分に展開する．
- 術前計画でC3/C4あるいはC6/C7の除圧が必要とされた場合，粗めの4〜5mm径ダイヤモンドバーでC3椎弓尾側面をドーム状に，またC7椎弓の上約1/2を掘削する．

❻…黄色靱帯を切離する

> ▶ポイント
> ● 脊柱管外側部には硬膜外静脈叢があり出血しやすいため，小スパーテルで血管を黄色靱帯腹側面より剥離してからケリソンで切除する．十分外側まで切除しないと開大時の抵抗となることがある．

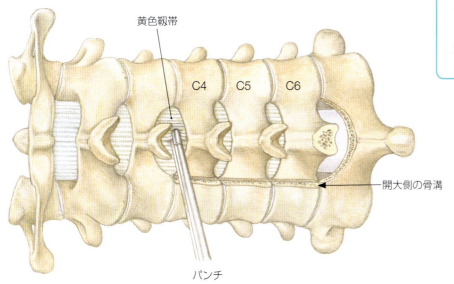

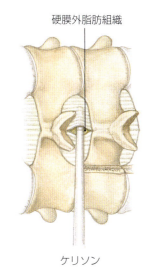

- C3/C4，C6/C7の黄色靱帯を切除する．靱帯正中部をパンチの先端でつまんで持ち上げるように切除すると，切除口から硬膜がわずかに露出する．その小孔に2mmのケリソンの先端を挿入し，孔を左右に拡大しつつ黄色靱帯を横切する．

❼…蝶番側骨溝を作製する

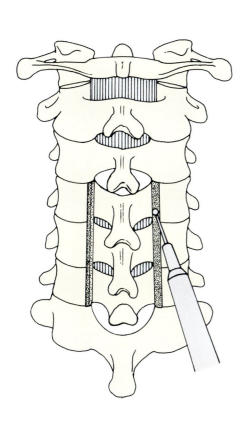

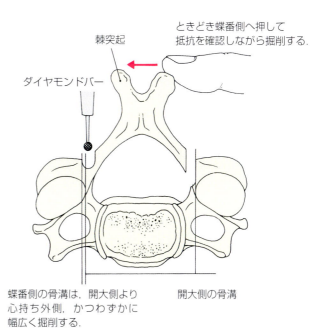

- 5mm径の粗めのダイヤモンドバーで蝶番側骨溝を開大側より心持ち外側，かつわずかに幅広く掘削する．
- まず背側皮質を切除したら，時々指で棘突起を蝶番側へ押して抵抗を確認しながら少しずつ海綿骨を掘削していく．椎弓にばね様の抵抗感が得られれば掘削は十分であり，この時点で掘削を終了する．

❽ 椎弓固定用アンカースクリューを設置する

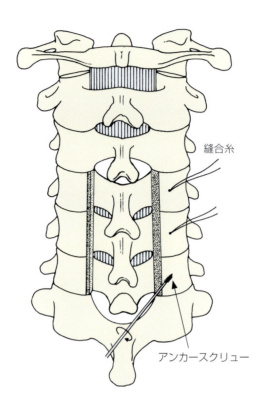

縫合糸

アンカースクリュー

- 椎弓を開大する前に蝶番側外側塊にTwinFixアンカースクリュー®（Smith & Nephew社）を刺入する．
- まず，2 mm径のバーでstarting holeを穿ち，ハンドル先端のスクリューを手回しで挿入する．約30°頭側，10〜15°外側へ向けて刺入し，椎間関節内への迷入を防止する．
- ねじ山がすべて外側塊に埋没した時点でハンドルを引き抜くと，縫合糸が露出する．縫合糸は，棘間靱帯を通し，対応する棘突起基部を回した後，締結するまで創外でペアン鉗子で把持する．

❾ 椎弓を開大する

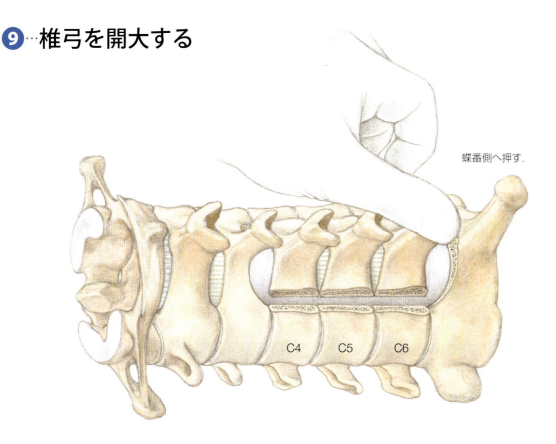

蝶番側へ押す．

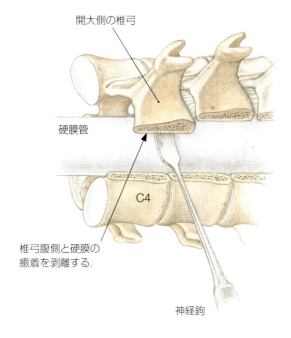

開大側の椎弓
硬膜管
椎弓腹側と硬膜の癒着を剥離する．
神経鈎

> ▶ **手技のコツ**
> ● 一度に一つの椎弓を大きく開大しようとすると蝶番の骨折を生じることがあるため，C6からC4へと操作を繰り返しながら徐々に全体を開大する．

- C6の棘突起を指で蝶番側へ押しつつ開大側椎弓切除縁をわずかに持ち上げ，緊張した黄色靱帯下に挿入した神経鈎で靱帯を切離する．ケリソンで切離してもよいが，硬膜外静脈叢を損傷し出血することがあるため，筆者は神経鈎で鈍的に切離している．ある程度開大したら助手に棘突起を保持させ，同様にC5，C4椎弓の開大と靱帯切離を進める．
- すべての開大側軟部組織を解離したら，もう一度C6に戻り，棘突起を押して椎弓腹側と硬膜の癒着も剥離しつつ椎弓をさらに開大する．C5，C4にも以上の操作を繰り返し全椎弓を完全に開大する．

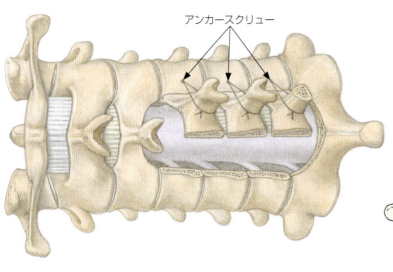

アンカースクリュー

▶ **手技のコツ**

- 最頭側の椎弓固定用糸を締結する際に，棘突起の傾斜に沿って糸が尾側へすべり締結ができないことがある．その際は，縫合糸が引っかかるよう棘突起基部にダイヤモンドバーで浅い溝を掘るとよい．

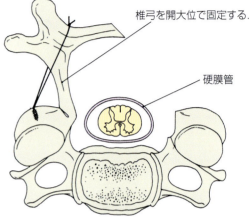

椎弓を開大位で固定する．
硬膜管

- 十分な開大が得られた時点で，前もって棘間靱帯に通しておいた縫合糸を締結し，椎弓を開大位で固定する．

▶ **ポイント**

- 頚椎が後弯化すると椎弓の再閉鎖が起こりやすい．したがって，術前に直線化あるいは軽度後弯のある例では椎弓形成用プレート（Centerpiece®：Medtronic Sofamor Danek 社）を用いた強固な固定をしたほうが安心である[9, 10]．

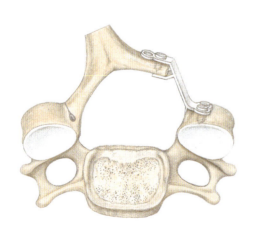
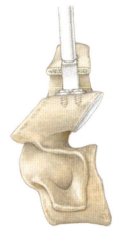
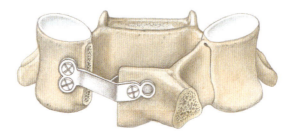

❿…閉創する

- 硬膜外の出血はバイポーラーあるいは止血剤を使用して完全に止血する．ケリソンを使用しなければ硬膜外から出血をみることは少ない．
- 硬膜外にドレーンを留置し，筋層を項靱帯を含めて緊密に縫合する．皮下縫合，皮内縫合で閉創する．

▶後療法

- 術翌日からギャッチアップを開始，外固定なしで離床を許可する．24～48時間を目安にドレーンを抜去する．
- 頚椎装具は患者が希望したとき以外は装用させていない．
- 創痛の程度をみながら早期から頚椎ROM運動や肩すくめ運動を開始させる．

▶まとめ

- 本術式は圧迫性脊髄症に対する最も簡便かつ有効な術式として長年にわたり良好な成績が報告されている．
- 骨移植，スペーサーやプレートの併用などさまざまな変法，改良法が報告されているが，本術式はすべての基本としてすべての脊椎外科医が習得しておくべき術式である[3,4,7-9]．

（千葉一裕）

■文献

1. 平林 冽. 頚髄症に対する後方除圧術としての片開き式頚部脊柱管拡大術について. 手術 1978；32：1159-64.
2. Hirabayashi K, et al. Expansive open-door laminoplasty for cervical spinal stenotic myelopathy. Spine (Phila Pa 1976) 1983；8：693-9.
3. Hirabayashi K, et al. Expansive laminoplasty for myelopathy in ossification of the longitudinal ligament. Clin Orthop Relat Res 1999；359：35-48.
4. Chiba K, et al. Expansive open-door laminoplasty. In：Nakamura K, et al, editors. Cervical Laminoplasty. Tokyo：Springer-Verlag；2003. p. 27-45.
5. Chiba K, et al. Long-term results of expansive open-door laminoplasty for cervical myelopathy — Average 14-year follow-up study. Spine (Phila Pa 1976) 2006；31：2998-3005.
6. Chiba K, et al. Segmental motor paralysis after expansive open-door laminoplasty. Spine (Phila Pa 1976) 2002；27：2108-15.
7. Hosono N, et al. C3-6 laminoplasty takes over C3-7 laminoplasty with significantly lower incidence of axial neck pain. Eur Spine J 2006；15：1375-9.
8. Tsuji T, et al. Retrospective cohort study between selective and standard C3-7 laminoplasty. Minimum 2 years follow-up study. Eur Spine J 2007；16：2072-7.
9. Park AE, Heller JG. Cervical Laminoplasty：Use of a novel titanium plate to maintain canal expansion — Surgical technique. J Spinal Disord Tech 2004；17：265-71.
10. Matsumoto M, et al. Risk factors for closure of lamina after open-door laminoplasty. J Neurosurg Spine 2008；9：530-7.

脊髄・神経根除圧

頸椎椎弓形成術：棘突起縦割法

手術の概要

- 頸部脊柱管を，椎弓を切除することなく広範囲に拡大することで頸髄の圧迫の解除を行う手術である．
- 世の流れが内視鏡手術のような最小侵襲という方向に傾いてきたことも背景となり，スキップラミネクトミー（skip laminectomy）[1]，軸椎（第2頸椎：C2）と隆椎（第7頸椎：C7）に付着する深部筋群の温存などが術後の軸性疼痛軽減，頸椎アライメント維持に有用であるとする報告が相次いでなされてきている[2]．しかし，それらの術式には適応症例にグレーゾーンがあるという問題があり，いまだに椎弓両開きの黒川法と片開きの平林法がスタンダードである[3-7]．
- 棘突起縦割法の開発者である故 黒川高秀東大名誉教授は，項靭帯の頭尾側方向への連続性の温存，C2に付着する筋群の温存へのこだわりなどを，手術に参加できた最後の世代であるわれわれに教えてくださったので，この考え方を踏襲しつつ現在に至っている．筆者が行っている術式は黒川の方法を継ぐものであり，術式の原則に大きな変更を加えてはいないが，顕微鏡を用いた手術を行っている．

▶適応

- MRI所見で，圧迫に伴う脊髄髄内輝度変化があり，神経学的所見と整合性がある頸髄症患者．
- 症状が軽微でも，頸髄症の所見があれば早めの手術を勧めることが多い．
- 発育性脊柱管狭窄のない椎間板ヘルニア症例は，本法の適応外であり，前方除圧固定術の適応となる．

▶手術のポイント

① 体位：腹臥位で行う．4点支持台（筆者はアレンまたはジャクソンの手術テーブルを使用）を用い，メイフィールド頭位3点ピン固定で頸部を軽度前屈位として固定する．
② 皮切：触知しやすいC2とC7の棘突起を結ぶ正中切開とする．
③ 項靭帯右縁からアプローチする．
④ 頸半棘筋の取り扱い：C3以下の椎弓形成であれば，基部を部分的にC2棘突起から切離するだけで手術を完遂できる．C2を拡大する場合には，頸半棘筋はいったん切離する．
⑤ 側溝の正確な位置決め：術前CTにより椎弓根内側縁までの距離を計測しておき，その通りの位置に側溝を作製する．左右差のない側溝作製が重要である．
⑥ 棘突起の縦割は顕微鏡視下に慎重に行う．硬膜損傷を発生させないために，術者の心技体が一体となったエアドリル操作の獲得が必要である．

⑦側溝の掘削はエアドリルで薄皮を剥がしてゆくように慎重に行い，弾性を残した椎弓拡大を行う．
⑧トライアルで最適なスペーサーのサイズを決め，縦割部に設置して，糸で固定する．
⑨術中エコーで除圧に問題がないことを最終確認する．
⑩持続吸引ドレーンを1〜2本留置して，頭板状筋，頭半棘筋，僧帽筋を項靱帯に正確に縫着し，閉創する．

手術手技の実際

❶ 手術体位と皮切

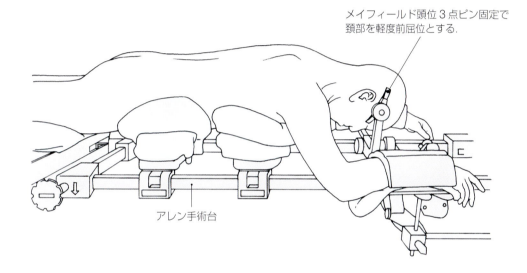

メイフィールド頭位3点ピン固定で頸部を軽度前屈位とする．

アレン手術台

▶ポイント
- 頸部が下方に落ちないよう，できるだけ天井側へ持ち上げる．頸部が床方向に落ちると，術野が深くなる．
- 消毒液が眼球に流れ込まないよう，目パッチと紙おむつで目をガードする．
- 点滴ライントラブルに備え，上肢は頭側に出す．
- 男性の陰部が圧迫されないよう注意する．

- 患者を腹臥位で4点支持台(筆者はアレンの手術台を使用)に乗せ，頭部をメイフィールド3点ピンで固定し，頸部を軽度前屈位として手術を行う．
- C2棘突起とC7棘突起を指で触って確認し，その間をつなげる後方正中皮切線を油性マジックで描いておく．

❷ 項靱帯右縁から進入する

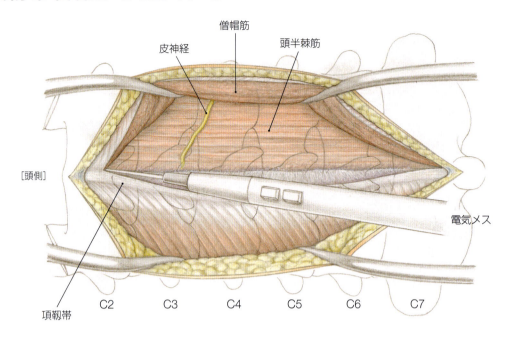

> ▶ ポイント
> ● 正しく項靱帯の右縁を切離するには，白い色調の項靱帯を識別し，C7 棘突起の右縁から切開を進める．

● 後方正中皮膚切開後，項靱帯の右縁から進入し項靱帯の連続性を温存する．僧帽筋を項靱帯から切離する．正しく項靱帯の縁からアプローチできると頭半棘筋は指かツッペルであっさりと剥離できる．

> ▶ ポイント
> ● 頚部神経根後枝内側枝には細い血管が伴走している．安易に電気メスで焼灼しがちであるが，術後の頚部痛に関係する可能性があり温存を図る．

> ▶ ポイント
> ● バイポーラー型電気メス（以下，バイポーラー）を有効に使用して出血させない手術を行う．とくに首の太い後縦靱帯骨化症症例では，椎弓周辺の静脈は怒張していて出血しやすく，丹念な止血ができないと思わぬ出血量増多となる．

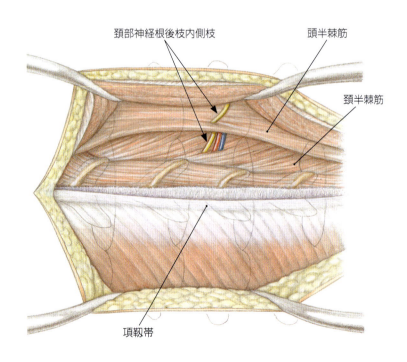

● C4/C5 棘突起高位ではほとんどの場合，頭半棘筋の内側から，またはこの筋を貫通するように頚部神経根後枝内側枝が現れるので，これを温存する[8]．

❸ 頚半棘筋の確保と切離を行う

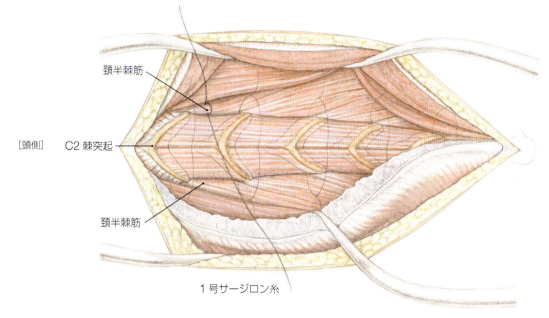

- 通常のC3-C7椎弓形成術においては，C2尾側のドーム状骨切除を追加する場合を含め，頚半棘筋を切離する必要がないか，あるいは深部を一部C2棘突起から切離すればC3の拡大が可能である．
- C2の拡大を行う場合には，頚半棘筋に1号サージロン糸をかけていったん切離する．

❹ 棘突起と椎弓を展開する

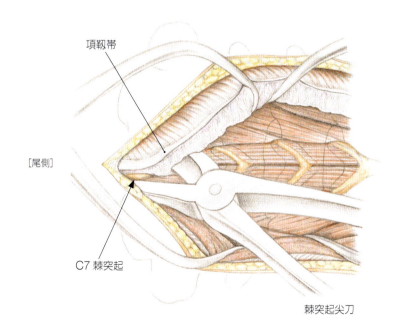

▶ **手技のコツ**

- アプローチの際に出血しやすい場所は，C6とC7の棘突起周囲である．脂肪組織がみえたら，そこには血管があると考え，あらかじめバイポーラーで焼灼してから切離する．
- C7棘突起側方の静脈から勢いのある出血をきたすと止血はやっかいである．出血に負けないよう吸引しながらバイポーラーを大きく開いたまま，ふわっと出血部に当て，ゆっくり閉じながら凝固する．どうしても止められない場合には，いったんスポンゼル®とベンシーツ®で押さえ込む．

- 電気メスで棘突起の頭出しを行い，C7棘突起上の項靱帯は薄いので棘突起尖刀で棘突起先端を切離してから，項靱帯を棘突起先端ごと左側に翻転させる．
- 多裂筋の間にそっと剥離子を入れて，骨膜下に椎弓の一部を展開する．剥離子を入れたときに出血しやすい症例では剥離子の使用をやめ，電気メスかバイポーラーで多裂筋間の結合組織を切離してゆく．

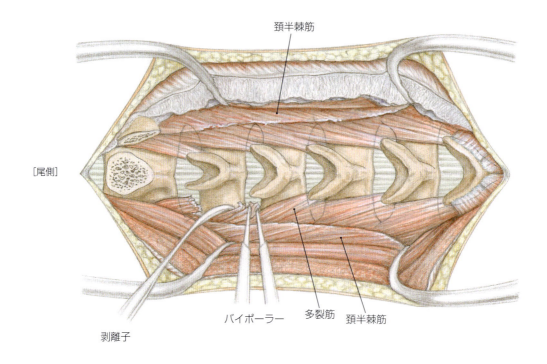

- 多裂筋は電気メスで棘突起と椎弓尾側から切離するが，椎弓間に電気メスを近づけると脊髄に通電するおそれがあるので，椎弓間はバイポーラーで焼灼しながら側方展開を進める．大きなコブ剥離子を使うと頚椎が大きく動き，かつ出血の原因となるので勧められない．C7を拡大しない場合には頭板状筋，菱形筋などの付着筋を切離しない．
- 棘間靱帯，棘間筋をすべて切除すれば展開終了である．棘間靱帯切除時の出血はバイポーラーで止血する．C2–C3間には必ず血管があるのでバイポーラーで焼灼してから切除する．
- 側方の展開幅は，あらかじめCTにて計測しておいた側溝の位置＋側溝幅3〜4 mmで，それ以上の展開は不要であり，椎間関節は内側がわずかに露出する．

❺…棘突起を縦割し，側溝を作製する

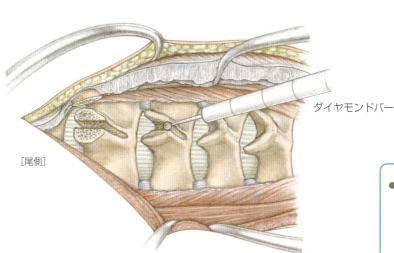

- 展開が終了したら，2 mm径ダイヤモンドバーで棘突起を完全切離しない程度に縦割する．
- C2のドーム状骨切除を行う場合にも，仕上げは顕微鏡視下に行う．

▶ **手技のコツ**

- 棘突起縦割時の操作において，奥がよく見えない状態で，エアトームの抵抗感だけでぎりぎりまで縦割しようとして脊髄後索に切り込んだ症例を筆者は知っている．カッティングバーでの寸止め縦割を狙うとそのような事故につながるので，ダイヤモンドバーで控えめの縦割にとどめ，最終縦割は顕微鏡視下に行うのがよい．

頚椎椎弓形成術：棘突起縦割法

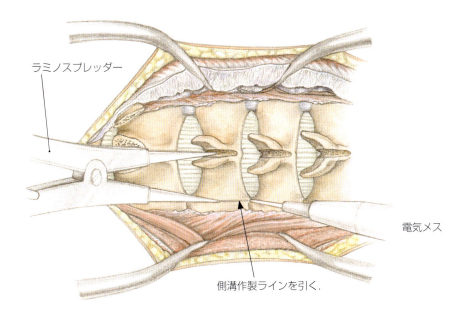

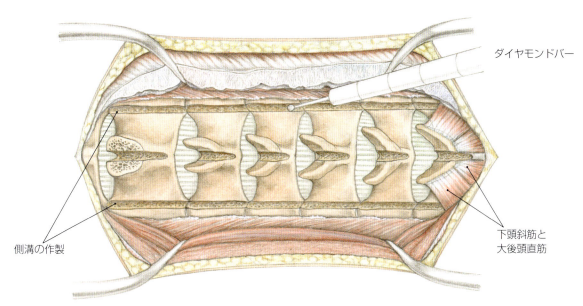

- 星野式ラミノスプレッダー（タクト医療）にて，術前に計測した位置に側溝作製予定線を電気メスで引き，3 mm 径ダイヤモンドバーで浅めの側溝を作製する．術中にはエアトームによる粉塵が蓄積するので，まめに洗浄を行う．開創器は 20 分に 1 回はゆるめ，筋組織のダメージ軽減を図る．

▶ ポイント

側溝の位置
- 初心者の多くは，自分の立つ位置の側溝が広めに，反対側の幅が狭くなりがちである．また頭側ほど予定より狭くなり，あたかもカタカナのハの字（スキーのボーゲン）のような，左右が平行でない線を引きがちである．立つ位置を適宜変更して側溝の位置を注意深く観察し，左右対称の位置に側溝が作製され，隣同士の側溝の位置がずれないようにする．椎間関節に骨棘の増生があると，その内側に側溝を作製したくなるが，あくまで CT 計測値が正しく，骨棘に切り込んで側溝を作製する．

側溝の深さ
- あらかじめ CT にて側溝のおおよその深さも確認しておく必要がある．椎弓幅の薄い症例では，いきなり削りすぎないよう注意が必要である．また椎弓幅が厚い症例では，なかなか拡大できないときに深く削りすぎると神経根を損傷するリスクがあり，また側溝を深く掘りすぎて横突孔を穿孔し椎骨動脈を損傷する可能性がある[7]．

❻…顕微鏡視下に棘突起の最終縦割を行う

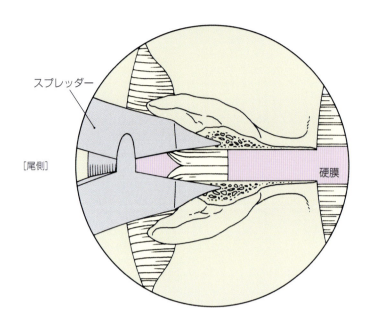

▶ポイント
硬膜損傷への対応
- 開大操作が終了した後，スペーサーを設置する前に，顕微鏡視下に 7-0 の糸で縫合する．フィブリン糊は無効であり，入れすぎて脊髄を圧迫したために術後麻痺が悪化した症例を知っている．
- 硬膜を損傷した場合は術後ドレーンの加圧は行わず，一日排液量が 30 mL 以下になれば抜去する．排液量が減らない場合には，4〜5 日を過ぎて，筋層が壁を作り皮下に髄液が漏れない状況になった頃に抜去する．そのためにも閉創を密に行うことが重要である．

- 手術用顕微鏡を入れ，最終縦割は顕微鏡視下に慎重に行う．エアトームはあたかも彫刻物を慎重に作製するかのように，ぶれないソフトタッチで操作する．"押しながらエアトームを動かして抵抗がなくなったらその瞬間にエアトームを停止する"という，いわゆる loss of resistance を避けるべきである．
- 内板を切離できたかどうか判然としない場合には，マイクロ用の玉付きフックでそっと触って内板か黄色靭帯かを判断する．縦割できたら，ラミノスプレッダーでそっと開大操作を行い，観音開きできることを確認する．

❼…側溝を掘削し，椎弓を開大する

- 側溝を少しずつ，3 mm 径のダイヤモンドバーで一枚一枚，薄皮を剝ぐような感覚で掘り進めてゆく．
- 縦割された棘突起をスプレッダーでそっと開大していくが，一気に開大することなく，すべての高位の椎弓が少しずつ開大していくよう留意する．
- C2 を開大する場合には，頸半棘筋をいったん切離するが，大後頭直筋と下頭斜筋は切離することなく行う．剝離子を C2 椎弓の頭側端に入れることで側溝作製が可能である．C1 後弓は必要であれば切除する．

▶ポイント
棘突起破損への対処
- 側溝の掘削が浅くてスプレッダーの抵抗が強いうちに無理やり開こうとすると棘突起が破損する．棘突起が短縮しても，椎弓の内板と外板の間から側溝に向かって，糸通し用の孔を作製することでスペーサーの設置が可能である．スペーサーが硬膜に当たるときは，C7 棘突起先端を薄いスペーサーとして使用する．

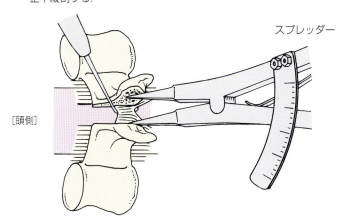

- 開大のために挿入したスプレッダーを急に引き抜くと，棘突起が洗濯バサミのように急に閉じて脊髄を損傷する可能性があるので，スプレッダーをゆっくり閉じてから取り出す．
- 黄色靱帯は棘突起が少し開いた段階でL字形のフックで正中縦割する．黄色靱帯の石灰化があれば棘突起を観音開きにして黄色靱帯の切除を行う．
- かつて桐田がエアドリル導入時に提唱した同時除圧という考え方を尊重し，1か所だけを一気に開大することはしない．すべての開大操作を少しずつ行い，側溝の弾力性を残す程度の開大とする．
- 側溝からの出血は骨ろう（ボーンワックス）で止血する．

▶ポイント
- 側溝を掘りすぎて椎弓が不安定になった場合には椎弓切除とする．椎弓切除時に強引に切除椎弓や黄色靱帯を引っ張り出そうとすると，隣の椎弓まで一緒に取れてしまうので注意を要する．

8…スペーサーを設置する

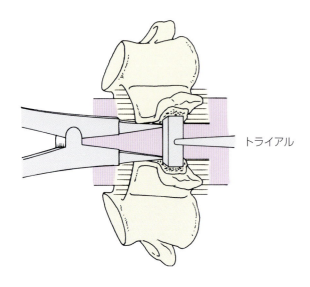
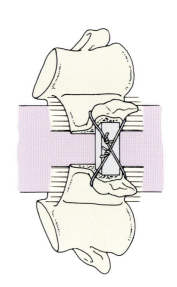

トライアル

- スペーサーとしてはハイドロキシアパタイト（ボーンセラムP®）を通常使用しており，トライアルをはめ込んでよくフィットするサイズのものを選択し，スペーサーが当たる位置に糸を通す孔を2mm径ダイヤモンドバーで作製する．
- 2本の先端を寄り合わせて固めた1号ポリエステル糸（スグトール®，薬事上販売名：テフデック®）をスペーサーに通し，棘突起にあけた孔にこの2本の糸を通したのちにたすき掛けに糸を締結する．
- 脳性麻痺や一部の関節リウマチ症例については腸骨をスペーサーとして使用する．黒川が記載した長い腸骨スペーサーを使用した棘間固定を行うことはないが，関節リウマチ症例など椎間の侵食がある場合に，局所骨を側溝に移植することはある．

▶ ポイント

開大の左右非対称は厳禁
- 棘突起の開きは左右非対称にならないよう注意し，側溝が左右均等に閉じていることを確認する．すべてのスペーサーの配列がまっすぐでなければならない．左右非対称となった部位では，開きの悪いほうの側溝を掘り直してからスペーサーを挿入し直す手間を惜しんではならない．

▶ 手技のコツ

出血時の止血法
- 正中部で開大する本法では硬膜外からの出血は少ないが，出血があればトロンビン水に浸したスポンゼル®とベンシーツ®を置いて止血する．
- スポンゼル®を出血部位に当て，すばやくベンシーツ®をかぶせ吸引器で吸引する．ニューロシートが血液で赤く染まってくるようだと出血点にスポンゼル®が当たっていないのでやり直す．時間をおいてから剥離子でスポンゼル®のみ残るようにこれをそぎ落としながら，ベンシーツ®を取り出す．
- なおこの止血法は，あらゆる脊椎手術での硬膜外止血に通じる方法である．

❾ 術中エコーにより除圧を確認する

● エコーで脊髄の除圧状態を観察し，脊髄が開大した棘突起間に挟み込まれていないこと，頭尾側端でも除圧に問題がなく開大椎弓数の追加の必要がないことを最終確認する[3,8]．

> ▶ポイント
> ● 椎弓が基部で骨折したのを開大完了と勘違いしてそのままスペーサーを設置し，局所的な除圧不足となり術後悪化した症例，開大した棘突起間に硬膜を挟み込んだ症例を知っている．エコーによる最終除圧確認は，そのようなミスを回避するための有用な手法である．

❿ 頚半棘筋を復原し，閉創する

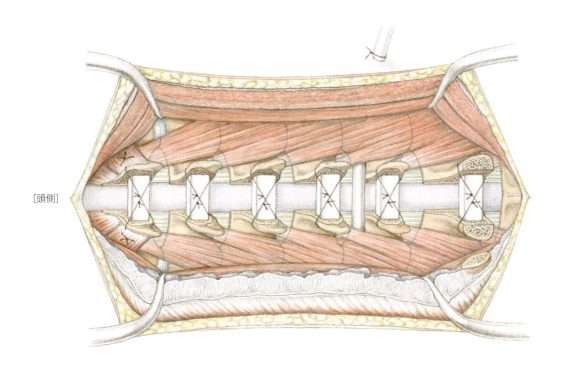

[頭側]

> ▶ポイント
> ● 層違いの縫合にならないことに注意する．

● 吸引ドレーンを留置し，頚半棘筋を切離した場合には同側の下頭斜筋にマットレス縫合して復原する．
● 剥離した左右の多裂筋同士を数針縫合する．頭半棘筋少しと僧帽筋に確実に糸をかけて項靱帯と縫合する．

▶後療法

● 当日から，頸椎装具着用のうえでベッドアップフリーとし，翌日以降に離床を許可する．ドレーンは一日あたりの排液量が50 mL以下になるまで抜去しない．頸椎装具を2〜3週間着用とする．

（星地亜都司）

■文献

1. Shiraishi T. A new technique for exposure of the cervical laminae. Technical note. J Neurosurg 2002；96（1 suppl）：122–6.
2. Hosono N, et al. The source of axial pain after cervical laminoplasty — C7 is more crucial than deep extensor muscles. Spine（Phila Pa 1976）2007；32：2985–8.
3. 黒川髙秀ほか．棘突起縦割法頸椎脊柱管拡大術．別冊整形外科「頸椎外科の進歩」1982；No.2：234–40.
4. Hirabayashi K, et al. Operative results and postoperative progression of ossification among patients with ossification of cervical posterior longitudinal ligaments. Spine（Phila Pa 1976）1982；8：354–64.
5. Seichi A, et al. Long-term results of double-door laminoplasty for cervical stenotic myelopathy. Spine（Phila Pa 1976）2001；26：479–87.
6. Kimura A, et al. Long-term results of double-door laminoplasty using hydroxyapatite spacers in patients with compressive cervical myelopathy. Eur Spine J 2011；20：1560–6.
7. Seichi A, et al. Neurological complications of cervical laminoplasty for patients with ossification of the posterior longitudinal ligament — A multi-institutional retrospective study —. Spine（Phila Pa 1976）2011；36：E998–E1003.
8. Seichi A, et al. Localization of the medial branches of the cervical dorsal rami during cervical laminoplasty. Spine（Phila Pa 1976）2012；36：E1603–E6.

脊髄・神経根除圧

頚椎椎弓形成術：傍脊柱筋温存棘突起縦割法（選択的椎弓切除術）

MOVIE

手術の概要

- 本法の特徴は頚椎の後方要素である筋肉，椎間関節を可及的に温存することである．
- 筋温存型正中アプローチおよび除圧部位の選択（高位および椎弓内での位置）により頚椎後方要素の侵襲を軽減する．
- 手術は顕微鏡視下に行う．顕微鏡使用により術野の詳細な観察，強い光源による展開量の抑制，丁寧な止血操作が行える．低侵襲の脊椎手術を安全確実に行うために，顕微鏡は不可欠と考える．

▶ 適応と除圧範囲の決定

- 頚椎症性脊髄症や頚椎後縦靱帯骨化症により頚髄症を呈するものが本法の適応である．
- 過不足なく除圧を行うために，頚椎後屈位でMRIあるいは脊髄造影後CTを行い，横断像でくも膜下腔の消失がみられる椎間を除圧高位とする．
- 頚椎症性脊髄症などの脊髄圧迫が椎間高位で出現する病態では，1椎間の除圧を行うために同部の黄色靱帯切除と下位椎弓頭側の部分切除を基本とする．
- 上記の椎間除圧の基本に基づいて，連続2椎間の脊髄圧迫病変に対しては，その間の椎弓および同椎弓の頭尾側に付着する黄色靱帯，さらに下位椎弓頭側部の切除で2椎間の除圧を行う（単椎弓切除術）．
- 連続3椎間の脊髄圧迫に対しては，その間に位置する2つの椎弓を切除する（2連続椎弓切除術）．
- 連続4椎間の脊髄圧迫に対しては中間の椎弓を温存して，その頭尾側の椎弓を切除する．この場合は単椎弓切除術を1椎弓skipして2回行うことになる（skip laminectomy）．具体的にはC3/C4からC6/C7の連続する狭窄であれば，C5の椎弓を温存し，C4とC6に単椎弓切除術を連続して行う．
- 5椎間以上の連続する椎間病変に対しては病態に応じて，skip laminectomyや2連続椎弓切除術を組み合わせて除圧を行う．
- 発育性脊柱管狭窄や頚椎後縦靱帯骨化症により椎体中央高位での脊髄圧迫を認める場合は，同部位の椎弓は切除する．このため，発育性脊柱管狭窄症例や頚椎後縦靱帯骨化症例では3椎弓以上の連続型椎弓切除を行う．

▶ 手術のポイント

①体位：従来の頚椎後方手術と同様にメイフィールド頭蓋固定器を使用して頭部を固定する．
②皮切：手術部位の背側正中で皮切を行う．
③棘突起の先端までは項靱帯内を切離して進入する．棘突起先端が露出したところ

で18G針を使用してマーキングし高位を確認する.
④棘間筋間を広げて縦割する棘突起の頭尾側に脊椎開創器を設置し,棘突起をハイスピードドリルで縦割する.
⑤骨膜下に剝離して椎弓後方を展開する.椎弓尾側に付着する回旋筋群は切離する.展開は椎間関節が露出しない程度にとどめる.
⑥除圧範囲の椎弓をハイスピードドリルで菲薄化する.
⑦薄くなった椎弓内板と黄色靱帯群を国分剝離子で縦割し,椎弓と黄色靱帯を切除する.麻酔医に依頼して血圧を平常圧に上昇させたうえで,硬膜外の止血を行う.筋層からの出血を確認し,適宜止血する.
⑧ドレーンを硬膜外にU字形に設置し,縦割離断した棘突起を糸で縫合,次いで項靱帯のfunicular portionを縫合する.皮下埋没縫合として,皮膚をテープ固定する.

手術手技の実際

- C4単椎弓切除術を例に解説する.

❶ 手術体位

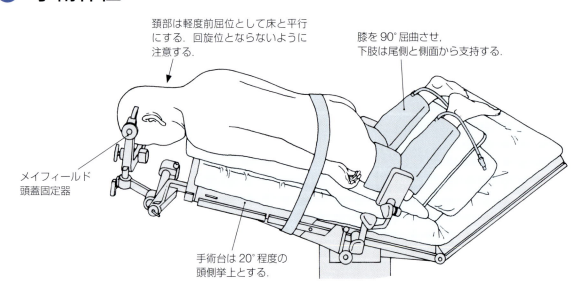

▶ポイント
- 本法では筋線維の走行方向の観察が重要であるため,頭頸部が回旋位で固定されないように注意が必要である.なぜならば,頸椎が回旋していると,筋線維の走行もそれに伴って左右非対称となり,正中が判別しにくくなるからである.
- 後縦靱帯骨化症などの前方要素が大きい症例では極度に頸部を前屈しないように留意し,軽度前屈程度にとどめて前方からの頸髄圧迫を軽減すべきである.

- メイフィールド頭蓋固定器で頭部を固定し,手術台を20°程度,頭側挙上とする.膝を90°屈曲させ,下肢を支持器で尾側と側面から支持する.頸部は顎を引いた軽度前屈位とする.手術部が床に平行になるように,手術台の傾きや前屈を適宜調節する.

❷…皮切

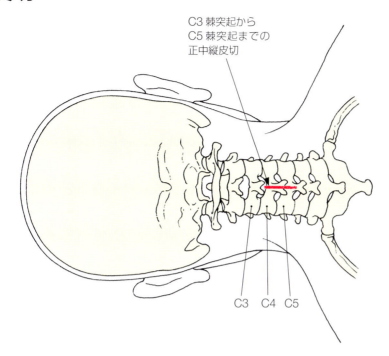

▶ポイント
- 適切な皮膚切開を行うためには，皮切部位を皮膚上から推定する．これには，C2棘突起とC6あるいはC7棘突起の突出を皮膚上から用指的に確認し高位を推定することが必要である．ただし，項靱帯の骨化部を棘突起先端と誤認することもあるため，術前単純X線でC6とC7の棘突起の形態や骨化巣の高位をよく確認する．

- C3/C4からC4/C5の連続2椎間除圧に対するC4単椎弓切除術では，C3棘突起先端からC5棘突起先端までの正中縦皮切を行う．

❸ 棘突起先端までを展開する

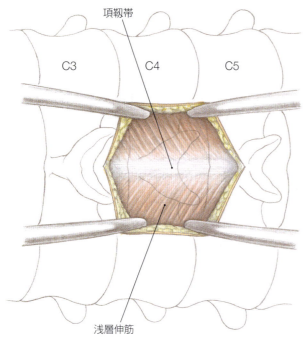

- 皮切後，脂肪層を電気メスで縦切する．項靱帯のfunicular portionはその中央で切開し，同靱帯のlamellar portion内を深部に向かって進入する．
- 棘突起先端およびその両側の頚半棘筋が露出したところで，18 G注射針を棘突起先端に挿入する．X線撮影をして高位を確認する．

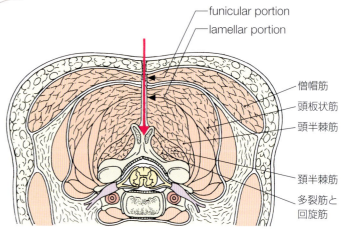

▶ポイント

項靱帯内の進入をキープするポイント
- 左右非対称な形態をとることの多い頚椎棘突起の先端を適宜指で触れて，項靱帯のlamellar portionの位置を棘突起の位置から推定し，ゆっくりと深部に向かっていくことがポイントである．
- またアームの先端を丸く研磨したゲルピー型脊椎開創器で項靱帯を両側に広げておくと，伸筋群の線維の走行が明確になり，かつ項靱帯のlamellar portionの所在も肉眼的に確認しやすくなる．

▶ポイント

進入が左右どちらかへ逸れた場合
- 正しい進入路へ復帰する目安は浅層伸筋の筋線維の方向である．浅層伸筋は項靱帯付着部から頭側外側方向へ筋線維が伸びる．進入が逸れて露出してしまった筋線維の走行を観察すると，進入がどちら側にずれたかを容易に判別することができる．また，項靱帯の骨化を認める症例では，これを正中のランドマークとして利用する．

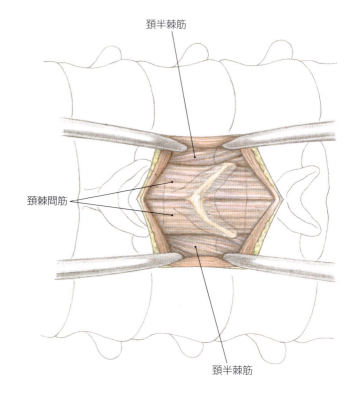

❹…棘突起を縦割する

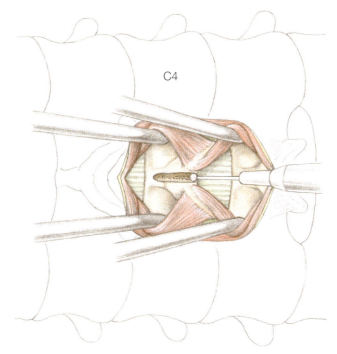

直径2mmのダイヤモンドバーで棘突起を背側から椎弓移行部まで縦割する.

> ▶ポイント
> **棘突起の椎弓移行部が視認できない場合**
> ● 隣接する棘突起間が狭い,あるいは棘突起が長い症例では,棘突起の椎弓移行部が視認できないこともある.このような場合は,不十分な視野で棘突起基部を切断することは断念し,先端付近で切断する.筋実質は損傷しないように留意する.

- C4棘突起と,それに隣接するC3およびC5棘突起間に付着する棘間筋を同定し,この間隙を神経剥離子あるいは弱弯ケリー鉗子を用いて鈍的に広げる.さらにC4棘突起頭側の稜部から椎弓外側にかけて神経剥離子で骨膜下に剥離を進める.この操作でC4椎弓の頭側部が露出する.
- 次に,C4棘突起の頭尾側で開大された左右棘間筋間に脊椎開創器を設置し,C4棘突起の上下面を全長にわたって視認可能にする.これによって次に行う棘突起の正中縦割が安全確実に行える.
- C4棘突起を直径が約2mmのダイヤモンドバー付きハイスピードドリルで背側から椎弓移行部まで縦割する.その後,ドリルを左右に傾けて棘突起を椎弓から切断するが,この操作は直径が大きめのバーを使えば容易である.

❺…椎弓を展開する

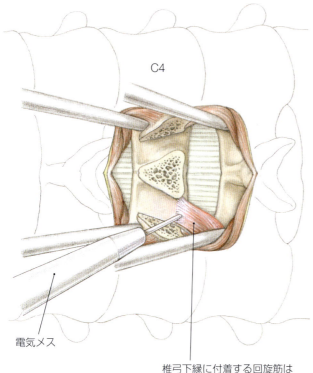

電気メス

椎弓下縁に付着する回旋筋は
鋭的に切離する.

- 棘突起離断後は，神経剥離子を骨膜下にすべらせて椎弓頭側から尾側方向に筋肉を剥離する．C4椎弓下縁に付着する回旋筋は鋭的に切離する必要がある．筋肉の剥離は，過度に外側まで行わない．

▶ポイント

展開の範囲
- 本法では筋肉の剥離・展開は椎間関節の内縁までで十分である．過度な外側への筋剥離は出血の原因や椎間関節包および多裂筋起始部の損傷になるため，避けるべきである．

❻…椎弓を切除する

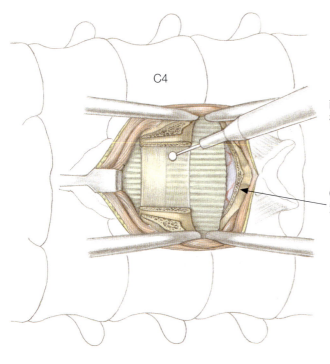

直径3～4 mmのダイヤモンドバーで
椎弓を菲薄化する.

C5椎弓頭側部を弧状に切除し，
黄色靱帯の尾側縁を遊離させる.

- 直径3～4 mmのダイヤモンドバー付きハイスピードドリルでC4椎弓を菲薄化する．椎弓内板が紙のようにたわむぐらいになるまで均一に薄く削る．
- 次に，C5椎弓頭側部を弧状に5 mm程度切除し，C4-C5椎弓間の黄色靱帯の尾側縁を遊離させる．

▶手技のコツ

均一に薄く削るコツ
- まず正中で椎弓の菲薄化を行い硬膜の深さを確認し，同部を指標として外側に向かって徐々に椎弓の菲薄化を広げることである．

▶ポイント

切除幅と切除位置
- 椎弓の切除幅は術前CTで確認し，脊髄の幅＋2 mm程度とする．脊髄は高位ごとに脊柱管内で左右の位置が変わることが多く，脊髄の背側を常に除圧するためには，各高位ごとに椎弓の切除位置を左右に調整する必要がある．切除幅を正確にするためにコンパスで椎弓切除幅を適宜確認する．

❼ 椎弓内板と黄色靱帯を除去する

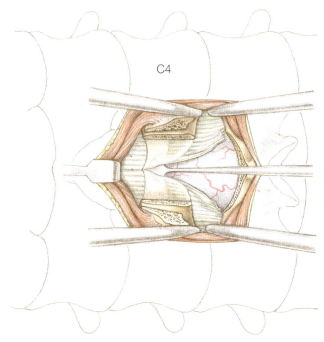

国分剥離子を用いて，黄色靱帯と硬膜の間を尾側から剥離する．薄くなった椎弓内板と黄色靱帯は頭側方向に向かって両開きする．

▶ 手技のコツ

出血への対応
- 黄色靱帯に癒着している peridural membrane は剥離子を用いて硬膜側に剥離しておく．こうすることで黄色靱帯を除去するときに peridural membrane 内の静脈叢からの無用な出血が防げる．
- 筋層からの出血を確認する際は開創器を外してから行う必要がある．開創器の圧がなくなると，筋層内の血管から出血することが多い．

- 薄くなった椎弓内板と黄色靱帯は一塊となって硬膜背側を覆う．国分剥離子を用いて，黄色靱帯と硬膜の間を尾側から剥離する．薄くなった内板と黄色靱帯は頭側方向に剥離を進めながら両開きする．ただし黄色靱帯が肥厚している例では，極小ケリソンロンジュールなどを使用して正中縦割する必要がある．
- peridural membrane を適宜バイポーラーコアギュレーターで凝固しながら，内板と黄色靱帯を削除する．またC3椎弓腹側に付着する黄色靱帯は先曲がりの小鋭匙を用いて削除する．
- 除圧を確認後，麻酔医に依頼し，血圧を平常圧に近づけてもらったうえで，peridural membrane や筋層からの出血を丁寧に凝固し，止血を徹底する．

❽…閉創する

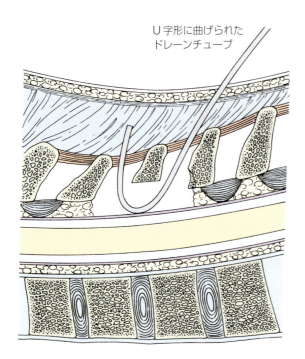

U字形に曲げられたドレーンチューブ

- ドレーンチューブは3.3 mm径の折れ曲がりにくいものを使用する．チューブをU字形に曲げて，U字の底部を硬膜外腔に，先端が項靱帯内に留まるように設置する．また，チューブをまたぐように，2分割した筋肉付き棘突起骨片を正中で糸で縫着し，チューブが背側に浮くことを防止する．
- 項靱帯のfunicular portionを密に縫合し，皮下埋没縫合を行う．表皮はテープ固定とする．

▶ポイント

硬膜外血腫の防止策
- 本法における死腔が小さいという利点が，同時に術後血腫形成による脊髄圧迫の原因ともなりうる．止血操作を徹底し，ドレーンを硬膜外に確実に留置する必要がある．

▶**後療法**

- 術翌朝から装具（カラー）なしで歩行を許可する．術後1週で退院可能である．
- 2か月程度でコンタクトスポーツを許可している．

▶**まとめ**

- 本法は頚椎後方筋群を可及的に温存できるため，術後頚部痛や術後アライメント異常が少ない術式である．また椎弓切除術は単純で安全な術式で，後療法も簡便である．さらに高価なインプラントが必要ないため医療経済的メリットも大きい．

（青山龍馬，白石　建）

■**文献**

1. 青山龍馬，白石　建．選択的椎弓切除術．馬場久敏編．OS Now Instruction 22　頚椎の手術．東京：メジカルビュー社；2012. p. 112-7.
2. 青山龍馬，白石　建．選択的椎弓形成術．山下敏彦編．カラーアトラス　脊椎脊髄外科．東京：中外医学社；2013. p. 168-77.
3. Shiraishi T. A new technique for exposure of the cervical spine laminae. Technical note. J Neurosurg 2002；96：122-6.
4. Shiraishi T, et al. Results of skip laminectomy — Minimum 2-year follow-up study compared with open-door laminoplasty. Spine 2003；28：2667-72.
5. Shiraishi T, et al. New techniques for exposure of posterior cervical spine through intermuscular planes and their surgical application. Spine 2012；37：E286-E96.

脊髄・神経根除圧
頚椎椎間孔拡大術

●——手術の概要

- 頚椎椎間孔拡大術は，神経根障害に対する基本的で，なおかつ汎用されている手術法である．
- 肉眼（直視下），鏡視下（顕微鏡，内視鏡）のいずれも可能であるが，肉眼は微細構造が見えないために神経損傷をきたしやすいので，あまり勧められない．顕微鏡は3次元構造をつかみやすく，導入しやすい．一方，内視鏡は，全体を見渡しながら除圧することが不可能なためオリエンテーションを見失いやすく，また遠近感をつかみにくいので，まず腰椎での経験を十分積んでから頚椎に応用するべきである．
- 椎弓形成術との併用も可能である[1, 2]．また内視鏡は，椎弓切除術にも応用されている[3, 4]．

▶適応

- 対象疾患は，頚椎椎間板ヘルニア（傍正中〜側方型）[1] と頚椎症性神経根症 [2] である．いずれも本法により再手術が可能である．MRIだけでなく，必ずmyelo-CTを術前に行い，骨と軟骨の区別をできるだけつけておく．急性発症や術前画像所見から，ヘルニアと診断しても，術中にヘルニアを確認できないことも少なくない．
- 内視鏡下では一皮切で2椎間病変までが適応である．内視鏡は，このようなピンポイントの手術に適している[5-9]．

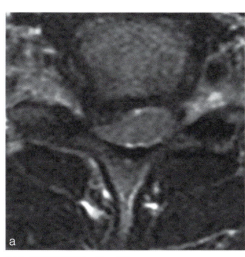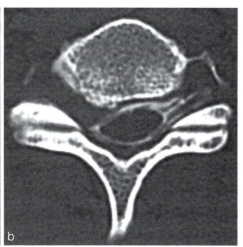

[1] **頚椎椎間板ヘルニア**
a：MRI T2強調像，b：myelo-CT．

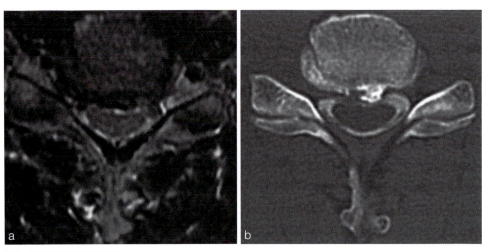

[2] 頚椎症性神経根症
a：MRI T2強調像，b：myelo-CT．

▶手術のポイント

①体位：患者をチェストロール（chest role）の上で腹臥位とし，メイフィールド頭蓋支持器にて牽引し，頚椎を軽度屈曲位で顎を引き，さらに挙上した位置（いわゆる retraction position）[10]にて固定する．

肉眼，顕微鏡の場合

②マーキングと切皮：術前に C-arm 側面透視下で罹患棘突起に Kirschner 鋼線でマーキングを行う．正中に約5 cm の皮切を加える．

③術野の展開と確保：傍脊柱筋を浅いほうから順に棘突起，椎弓から必要最小限に剥離する．罹患椎間が確認できたら，開創器で患側の傍脊柱筋を外側にレトラクトし，顕微鏡を入れ，術野を確保する．

内視鏡の場合

②皮切：約2 cm の縦皮切を正中から約1 cm 外側にメスで加え，筋膜（fascia）まで切る．

③術野の展開と確保：腰椎手術と同様に METRx system® のダイレーターを順次刺入する．最後に tubular retractor を設置する．

④椎弓と椎間関節，椎弓根を切除し，黄色靱帯を十分露出させる．
⑤黄色靱帯を切除して硬膜と神経根を露出する．
⑥椎間板ヘルニアは，可能な限り摘出する．
⑦閉創する．

●──手術手技の実際

❶…手術体位

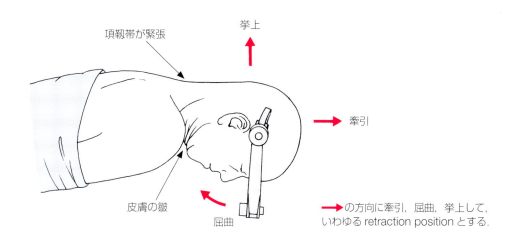

- 患者をチェストロールの上で腹臥位とし，メイフィールド頭蓋支持器にて牽引し，頚椎を軽度屈曲位で顎を引き，さらに挙上した位置（いわゆる retraction position）[10] にて固定する．
- 下顎から頚部前方に皮膚の皺ができ，項靱帯が緊張する．この際，牽引力をかけすぎたり屈曲しすぎたりすると，椎弓間や椎間関節が開くことで硬膜や神経根が露出し，内視鏡のダイレーターを刺入するときに神経損傷をきたす可能性が高くなる．逆に過伸展位では，脊髄や神経根の圧迫が増悪し，骨を削る量が増えることで手術の難易度を増すことになる．

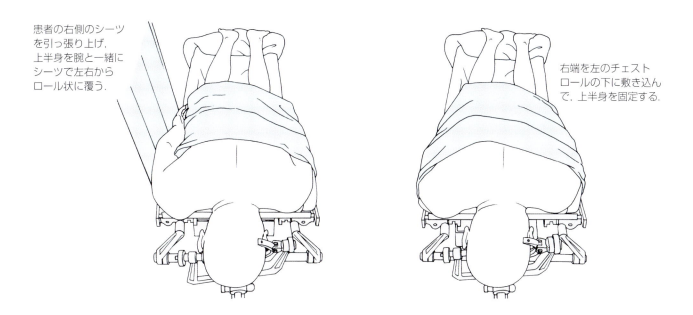

- 上半身は腕と一緒にチェストロールの下に敷いてある長めのシーツで左右からロール状に覆い，その一端をチェストロールの下に敷き込むことによって上半身を固定する．その際，胸郭や腕を圧迫しすぎないように注意する．

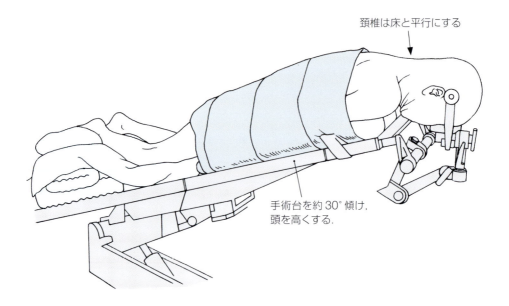

頚椎は床と平行にする

手術台を約 30°傾け，頭を高くする．

● 手術台は頭が高くなるように約 30°傾け (reverse Trendelenburg position), 頚椎が床と平行になるようにする[6, 7, 9]．

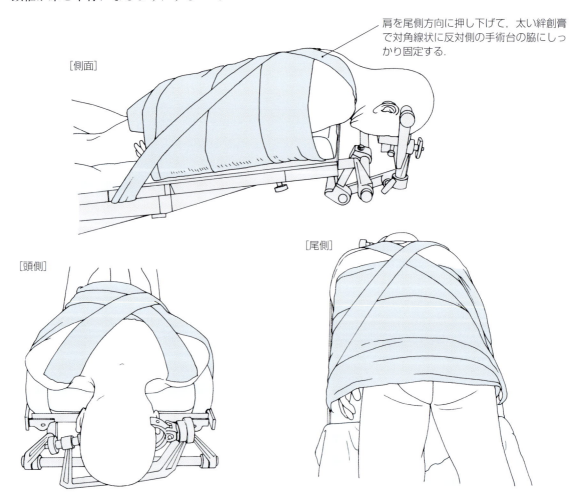

肩を尾側方向に押し下げて，太い絆創膏で対角線状に反対側の手術台の脇にしっかり固定する．

[側面]

[頭側]　[尾側]

● 下位頚椎が肩に隠れて X 線側面透視下で見え難くなるため，できるだけ肩を尾側方向に押し下げて，太い絆創膏で対角線状に反対側の手術台の脇にしっかり固定する[9]．C6/7 椎間の頻度が一番高いので，この術前準備が非常に重要である．たいていはこの状態で C6/7 までは X 線側面透視下で見えるが，C7/T1 となると，なで肩の場合以外は見え難くなる．そのため C-arm を体軸に垂直ではなく，頭尾側に少し傾けて少しでも尾側が見えるように工夫する．

頚椎椎間孔拡大術 | 111

▶ポイント

手術台の周辺の器機の配列

- 病巣が左側にある場合，麻酔器は患者の左頭側に配置する．それにより，麻酔医は挿管チューブの位置を確認しやすい．顕微鏡は患者の右頭側から入れる．一方，C-armは足側から入れる．これにより，術者ならびに助手にとってフリーな空間を確保できる．病巣が右側にある場合は，すべて左右逆になる．
- 術者は基本的には患者の患側に立つが，椎弓形成術を合併して行う場合には頭側に立つ．

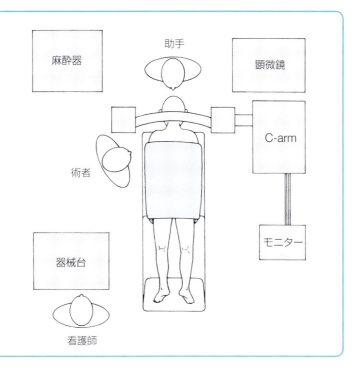

▶肉眼，顕微鏡の場合

❷ マーキングと切皮

- 術前にC-arm側面透視下で罹患棘突起にKirschner鋼線でマーキングを行う．たいていは尾側の棘突起のほうが大きく，皮膚に近いため入れやすいが，肩に隠れないレベルで行う [3]．
- 正中に約5cmの皮切を加える．

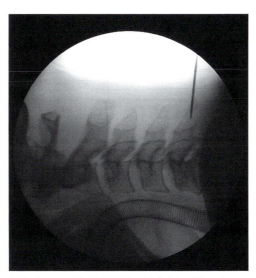

[3] C-arm側面透視下で棘突起にKirschner鋼線でマーキング（肉眼，顕微鏡の場合）

❸ 術野を展開し，確保する

- 傍脊柱筋を浅いほうから僧帽筋，頚半棘筋，多裂筋の順に棘突起，椎弓から電気メスを用いて凝固の条件で必要最小限に剥離し，開創器で傍脊柱筋を外側にレトラクトする．この際，椎間関節の関節包をできるだけ損傷しないようにする．
- 罹患椎間が確認できたら，Kirschner鋼線を抜去する．
- 顕微鏡を入れ，術野を確保する．

▶内視鏡の場合

❷ 皮切

- 術前にすでに罹患椎間が側面透視可能であることを確認し，術中C-arm側面透視下に，罹患レベルの確認を行う．
- 約2cmの縦皮切を正中から約1cm外側にメスで加え，筋膜（fascia）まで切る．その際，目標とする椎間板レベルが皮切の中心にくるようにする．

❸ 術野を展開し，確保する

- 腰椎手術と同様にMETRx system®（Medtronic Sofamor Danek社製）のダイレーターを順次刺入する．最後にtubular retractorを設置し，固定する．
- ダイレーターの先端は，椎間関節に当たっていることを常に維持しながら筋肉を少しずつ剥離し，決して内側に向けすぎないように注意する[6,7,9]．
- 再度C-arm側面透視下に，ペンフィールドの先端を椎間関節に置いてレベルの確認を行い，レベル誤認を防ぐ[4]．

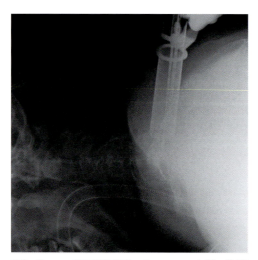

[4] C-arm側面透視下にペンフィールドの先端を椎間関節に置いてレベル確認（内視鏡の場合）

❹ 椎弓，椎間関節，椎弓根を切除する

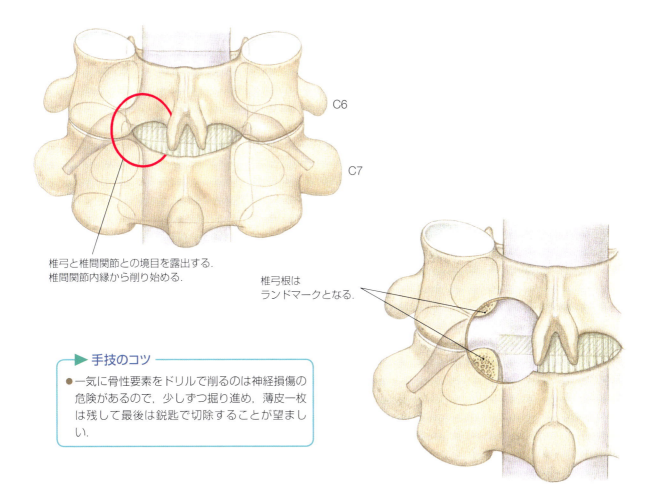

- 椎弓と椎間関節との境目を露出し，径 2 mm のハイスピードダイヤモンドバーで，まず椎弓間を手掛かりにして椎間関節内縁を削る．
- 上位および下位の椎弓根を同定し，黄色靱帯を切除する前に，できるだけ骨性要素を削り，黄色靱帯を十分露出させる．中枢側から削り始め，硬膜から神経根が分岐するところをまず同定し，そこから神経根の走行に沿って外側に掘り進める．
- 下位椎の上関節突起先端の骨棘が骨性圧迫の主因であることがほとんどであり，削り残しのないように十分確認する．腰椎のようにいわゆる up-down の狭窄はほとんどないので，椎弓根を除圧目的というよりは，ランドマークのために削る．

❺ 黄色靱帯を切除する

- 黄色靱帯を切除して硬膜と神経根を露出する．その際，硬膜外静脈叢からの出血に対してはバイポーラー焼灼器やアビテン®などを用いる．
- 神経根が椎間孔内から外に出るまで十分に露出され，micro ball tip（直径 1 mm）が神経根周囲に入ることを確認して除圧完了とする[1,2,6,7,9]．
- 椎弓形成術のときに C5 麻痺予防のために行う foraminotomy（椎間孔拡大術）では，黄色靱帯を必ずしも切除する必要はない[1,2]．

❻…椎間板ヘルニアを摘出する

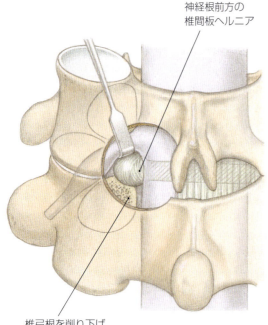

神経根前方の椎間板ヘルニア

椎弓根を削り下げ，ワーキングスペースを確保する．

- 神経根の腋窩から入り，神経根や硬膜をレトラクトして，もし前方に椎間板ヘルニアが存在するなら，可能な限り摘出する．
- 下位椎の椎弓根を椎間板より深く腹側へ削り下げ，腋窩にワーキングスペースを十分確保するとヘルニアを摘出しやすい．ヘルニア表面および近傍の静脈叢はバイポーラー焼灼器で十分止血してから摘出する．
- 椎間関節は，削りすぎに注意し，半分以上は残すように心がける．通常は約70％の椎間関節を温存できる[6,7] [5]．

▶ 手技のコツ

良い視野を得るための工夫

- 顕微鏡では，手術台を患側に回旋させたり，顕微鏡を健側に傾けたりすると，椎間孔内の神経根背側をよく観察できる．内視鏡では tubular retractor が棘突起に近いことで，十分 tubular retractor を外側に向けることができないかもしれないが，できるだけドリルを tubular retractor 内で外側に向けるようにする．
- 肉眼，顕微鏡下では，ドリルを両手で把持し，助手が吸引することが可能であるが，内視鏡では，片手でドリル，もう一方の手で吸引しながら行うので，ドリルを持つ手を tubular retractor に固定する必要がある．
- 内視鏡手術でも顕微鏡手術で使う鋭匙，ボールプローブなどを使用する．

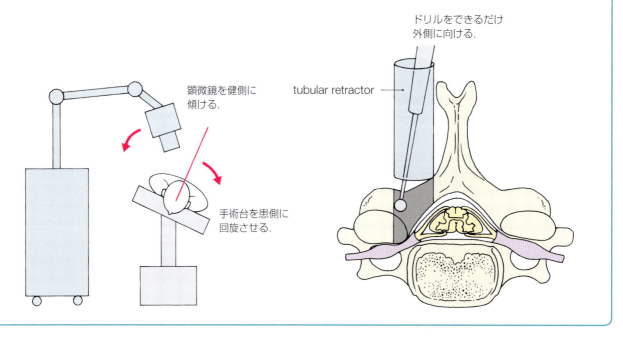

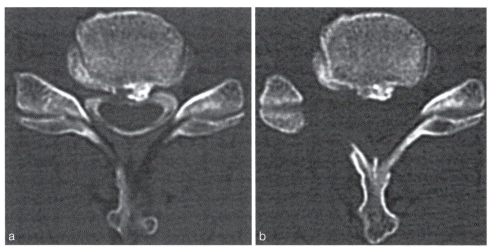

[5] 椎間関節は，削りすぎに注意し，半分以上は残すように心がける
a：術前．b：術直後．

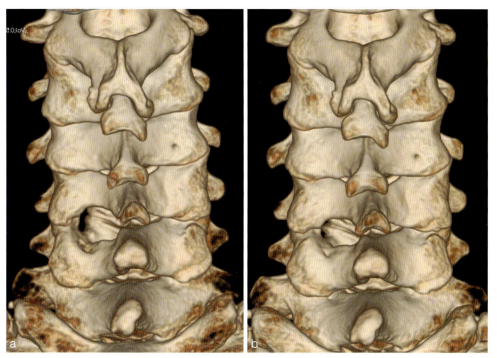

[6] 除圧完了で直径 1〜1.5 cm の円形に骨をくり抜くが，術後，骨が再生してくる
a：術直後．b：術後 1 年．

- 除圧を完了すると，通常は直径 1〜1.5 cm の円形に骨をくり抜くことになる．しかし術後 1 年もすると，削った骨が再生してくる [6]．
- 神経根より前方の硬膜外静脈叢が著明に発達していたり，神経根が太く，しかも横走している場合（とくに C5 根）には，麻痺が発生しやすいため，無理に摘出は試みない[6,7,9]．後方除圧だけでも十分な神経の回復が期待できる．
- 神経根の前方にある Luschka 関節の骨棘は除去しなくとも除圧は完了できる[6,7,9]．

❼⋯閉創する

● 肉眼, 顕微鏡では展開がやや大きいので径 4mm の閉鎖式持続吸引ドレーンチューブを留置する. 内視鏡ではペンローズドレーンを留置して皮下, 皮膚を閉じる.

▶後療法

● 術後 1 日目でドレーンを抜去し, ソフトカラーを装着して離床を許可する.
● 術後 1 週間でソフトカラーを除去. 術後 1 か月間は, 重量物の挙上, 肉体労働やスポーツを控える.

▶まとめ

● 本法は, 固定術を必要とせず, しかも直径 1 cm ほどの円形の穴をあけるだけで除圧効果の得られる最小侵襲手術である. 適切な手術適応と正しい手技を身につければ非常に有用な手段である.

(山崎昭義)

■文献

1. Katsumi K, et al. Can prophylactic bilateral C4/C5 foraminotomy prevent postoperative C5 palsy after open-door laminoplasty? : A prospective study. Spine 2012 ; 37 : 748–54.
2. Masayuki O, et al. Two-year clinical and radiological outcomes of open-door cervical laminoplasty with prophylactic bilateral C4-5 foraminotomy in a prospective study. Spine 2014 ; 39 : 721–7.
3. Yabuki S, Kikuchi S. Endoscopic partial laminectomy for cervical myelopathy. J Neurosurg (spine 2) 2005 ; 2 : 170–4.
4. Minamide A, Yoshida M. Clinical outcomes of microendoscopic decompression surgery for cervical myelopathy. Eur Spine J 2010 ; 19 : 487–93.
5. Adamson TE. Microendoscopic posterior cervical laminoforaminotomy for unilateral radiculopathy: Results of a new technique in 100 cases. J Neurosurg (spine 1) 2001 ; 95 : 51–7.
6. Yamazaki A, et al. Posterior foraminotomy for cervical radiculopathy — A comparison among direct (naked eye), microscopic and endoscopic visualization — . 日本脊椎脊髄病学会誌 2009 ; 20 : 660–5.
7. 山崎昭義. 頚部神経根障害に対する後方椎間孔拡大術—肉眼, 顕微鏡, 内視鏡の比較—. 整・災外 2011 ; 54 : 699–707.
8. 南出晃人, 吉田宗人. 頚部神経根症に対する内視鏡下後方除圧術の臨床成績. 整・災外 2011 ; 54 : 693–7.
9. 山崎昭義. 頚椎 内視鏡手術のアプローチ. 井樋栄二ほか編. 整形外科 サージカルアプローチ 体位から到達術野まで. 東京：メジカルビュー社；2014. p. 197–201.
10. 山崎正志. 頚椎 後方アプローチ. 井樋栄二ほか編. 整形外科 サージカルアプローチ 体位から到達術野まで. 東京：メジカルビュー社；2014. p. 171–84.

頚椎再建手術
頚椎前方除圧固定：プレート使用による

手術の概要

- 頚椎前方除圧固定術は，椎間板ヘルニア，後縦靱帯骨化症など，脊柱管前方からの除圧が必要な病態に適応される手技である．
- 脊柱管の除圧は病態によって，椎間板レベルのみを行う場合もあるし，多椎間を椎体亜全摘で除圧する場合もある．
- 脊柱管の除圧は，顕微鏡視下に行う．
- 頚椎後弯による脊髄症に対する手術としても適応される．

▶適応

- 単椎間の椎間板切除，椎体間固定術は，椎間板ヘルニアのように椎間板レベルのみの圧迫の場合に行う．
- 後縦靱帯骨化症や，頚椎後弯による脊髄障害では，椎体亜全摘による除圧固定術が適応になる．
- いずれも，進行性脊髄症では手術適応があるが，神経根症でも麻痺のある場合や激しい疼痛を伴う場合は手術適応がある．

▶手術のポイント

① 体位：原則として左側進入で，頚部は前後屈ほぼ中間位，顔面を対側に回旋する．頚椎の後屈をしすぎないように，ほぼ中間位とする．
② 皮切：3椎間固定までなら約5cmの横皮切，4椎間以上なら胸鎖乳突筋前縁に沿う約6cmの縦皮切を加える．
③ 進入：筋膜を切開し，必要であれば血管を結紮・切離，肩甲舌骨筋を切離して椎体前面に達する．
④ レベル確認：椎間板にクランク状に曲げたカテラン針を刺入し，頚椎側面X線撮影にてレベルを確認する．
⑤ 開創鉤を確実に設置して，顕微鏡視下に椎間板郭清，椎体亜全摘を行い，脊髄の除圧を行う．
⑥ 椎体亜全摘の場合は移植母床を作製，腓骨を整形し移植後プレートで固定する．単椎間固定の場合は，人工骨を局所骨とともに移植し，ケージ，プレートで固定する．
⑦ 閉創する．

——手術手技の実際

❶…手術体位

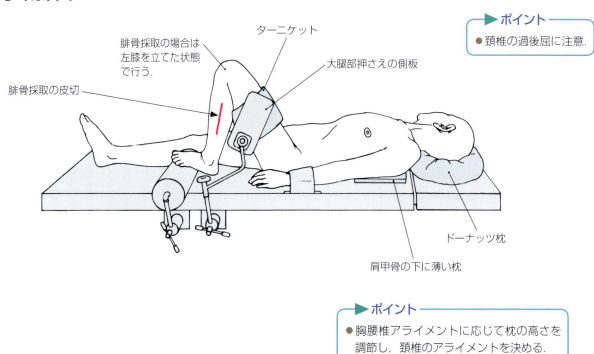

▶ポイント
- 頚椎の過後屈に注意.

▶ポイント
- 胸腰椎アライメントに応じて枕の高さを調節し，頚椎のアライメントを決める.

- 通常，左側進入で行う．背部に薄い枕を入れ，頚椎はほぼ中間位，顔面は右に回旋する．多椎間椎体亜全摘の場合，頚椎の後屈が強すぎると，相対的に大きな移植骨が入ることになり，術後，移植骨の脱転頻度が高くなるので，注意が必要である．
- とくに高齢者で胸椎の後弯が強い場合は，頚椎の後屈が強くなりがちなため，背部の枕を入れず，逆に頭部を挙上する場合もある．術前の頚椎中間位程度が安全である．胸腰椎を含めた個々の脊柱アライメントに応じたセッティングが必要である．
- 腸骨や腓骨の採骨部の準備もする．腓骨採取の場合は左下肢全体をドレーピングし，膝屈曲位でセッティングする．

❷…皮切

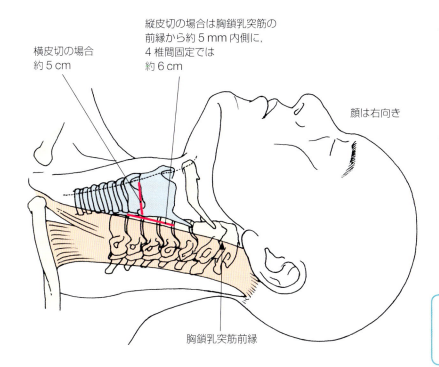

- 縦皮切の場合は胸鎖乳突筋の前縁から約5mm内側に沿った皮切を加える．横皮切の場合は，甲状軟骨，輪状軟骨などを目印に，目標高位に約5cmの皮切を加える．
- 3椎間固定までなら約5cmの横皮切，4椎間以上なら胸鎖乳突筋前縁に沿う約6cmの縦皮切を加える．

▶ポイント
- 横皮切の場合，皮下を頭尾側方向に十分に剥離し，筋膜は縦切開すると視野が広げやすい．

❸…椎体前面に進入する

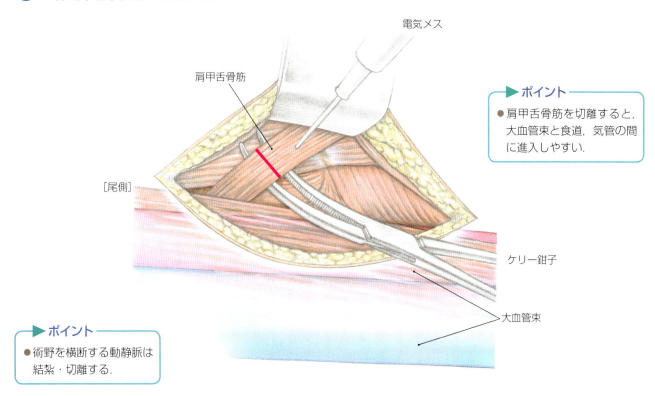

▶ポイント
- 肩甲舌骨筋を切離すると，大血管束と食道，気管の間に進入しやすい．

▶ポイント
- 術野を横断する動静脈は結紮・切離する．

- 筋膜を切開し，必要に応じて血管の結紮・切離，肩甲舌骨筋の切離を行い，椎体前面に達する．
- 横皮切で進入する場合は，まず皮下脂肪層で上下に剥離し，筋膜を縦方向に切開したほうが以降の展開がしやすい．

❹…レベルを確認する

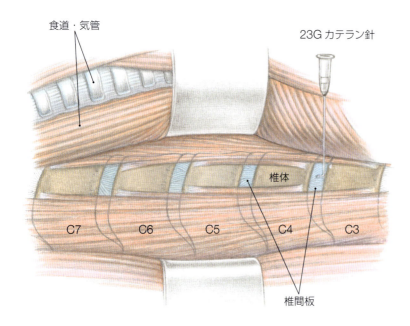

- 椎間板にクランク状に曲げたカテラン針を刺入し，頸椎側面X線撮影にてレベルを確認する．側面での肩との重なりを考慮し，できるだけ固定最上位と思われる位置に刺入するとよい．

▶ポイント
- カテラン針は，頸椎側面X線で肩と重ならないよう，できるだけ頭側に刺入する．
- カテラン針をクランク状に曲げて刺入する．

❺…開創鉤を設置する

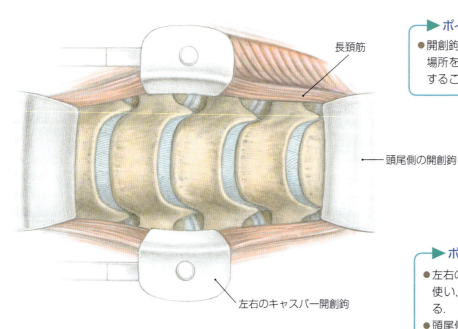

- 両側の長頸筋を剥離し，筋肉下に，キャスパー開創鉤の鉤付きブレードをかけ，左右に展開する．頭尾側には鉤なしタイプのブレードを使用する．
- 食道の損傷を避けるため，鉤が確実に筋肉下に設置されていることを確認する．

▶ポイント
- 開創鉤は，術中もときどき緩めたり，場所を変えて，1か所で長時間圧迫することを避ける．

▶ポイント
- 左右の開創鉤は，鉤付きのものを使い，長頸筋の下に確実に入れる．
- 頭尾側の開創鉤は先端鈍のものを使う．

❻…椎間板の郭清と椎体の切除を行う

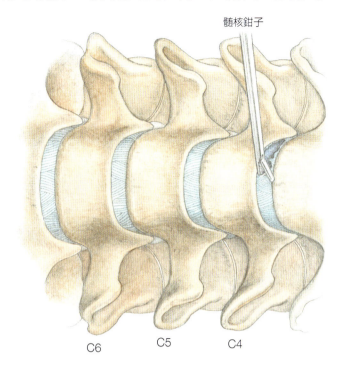

▶ポイント
- 椎間が狭い場合，鋭匙，髄核鉗子での操作も無理をしない．力を入れて操作しないよう注意する．
- 単椎間除圧固定の場合，椎体にピンを立てピンレトラクターを使って椎間を広げるとよい．

- 鋭匙，髄核鉗子を用いて椎間板を郭清する．一度にすべてを切除するのではなく，少しずつ慎重に郭清していく．椎体亜全摘をしない場合は，ここで顕微鏡を使用開始し，後縦靱帯まで椎間板を切除していく．

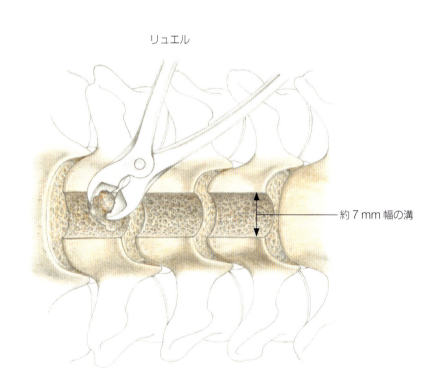

▶ポイント
- リュエルで切除した骨は後に移植用に使うので，保存しておく．
- 骨からの出血は骨ろうで止血する．

- 椎体亜全摘を行う場合は，椎間板切除ののち椎体中央部をリュエルで掘削し，約7mm幅の溝を作製する．切除した骨は移植用にとっておく．出血部は骨ろうで止血する．

サージエアトーム

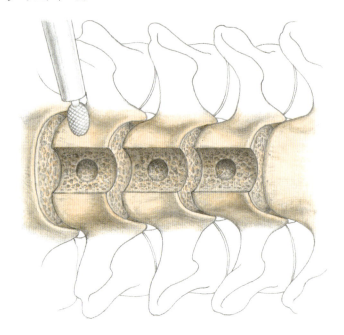

▶ポイント
● 椎体中央部の掘削の際，穴をあまり大きく広げる必要はない．椎骨動脈損傷を避けるため，広げる操作は後に顕微鏡視下で行う．

● さらに椎体中央部をエアトームで掘削し，約7 mm 径の穴を作製する．穴には骨ろうを詰めておく．切除する椎体すべてに同様の穴を作製する．この際，椎骨動脈の損傷を避けるため，あまり横に広げすぎないよう注意する．また，あまり深く掘削する必要もない．後で顕微鏡視下に慎重に除圧すればよい．

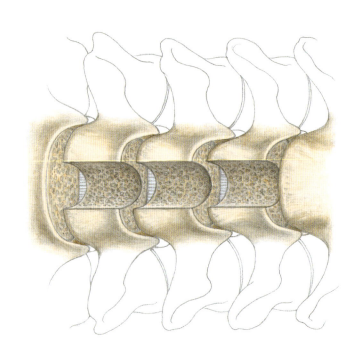

▶ポイント
● 溝の幅，深さとも肉眼的に十分安全と思われる範囲でよい．

● 残った椎体，椎間板をリュエルで切除し，幅7〜8 mm の溝を作る．ある程度の深さに到達した時点で顕微鏡を使用開始する．

❼ 顕微鏡視下に脊柱管の除圧を行う

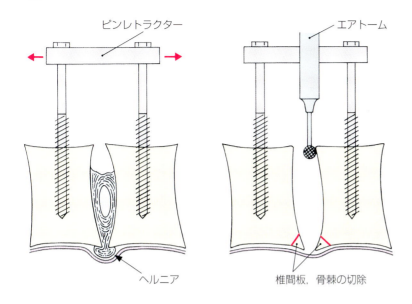

▶ポイント
- 骨棘を十分に切除し，少し除圧してから椎間板を切除するほうが安全に操作できる．

- 単椎間の除圧では，上下の骨棘を含め除圧する必要がある．ピンレトラクターを使用する．まず椎体後面を掘り込んで，骨棘を切除し，椎間板の残りを浮上させてから椎間板を切除すると安全に除圧が行える．左右の除圧範囲は，Luschka関節を目安にするが，椎間板全体の形に注意し，左右が対称になるように掘り進めると片側に偏ることはなくなる．

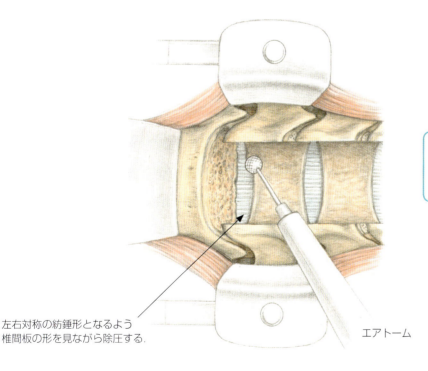

▶ポイント
- 椎間板の形が左右対称になるよう掘削することで正中に進入することができる．

- 椎体亜全摘の場合，まず椎体前面の軟部組織を電気メスにて除去し，左右幅を確認する．椎間板を鋭匙で切除したのち，エアトームで椎間板を上下椎体とともに掘削してゆく．椎間板の形が左右均等になるように注意しながら進めると掘削が左右にぶれることがなく中央に進入できる．1か所の椎間板が終われば，開創鉤を移動させ，隣のレベルに移る．後縦靱帯骨化症では，椎体，椎間板をできるだけ均一に菲薄化し，後縦靱帯を縦切開し，浮上させる．

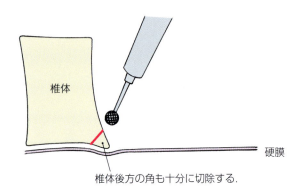

▶ポイント
- エアトームで除圧後，曲がり鋭匙で十分に骨棘を除去する．
- 骨から出血した場合は骨ろうで止血する．

椎体後方の角も十分に切除する．

- 上下椎体の縁も十分に切除する．骨化巣が大きく，硬膜と癒着しているものは，骨化巣をできるだけ均一に菲薄化したうえで浮上させる．場合によっては一部を持ち上げ，さらに除圧する．

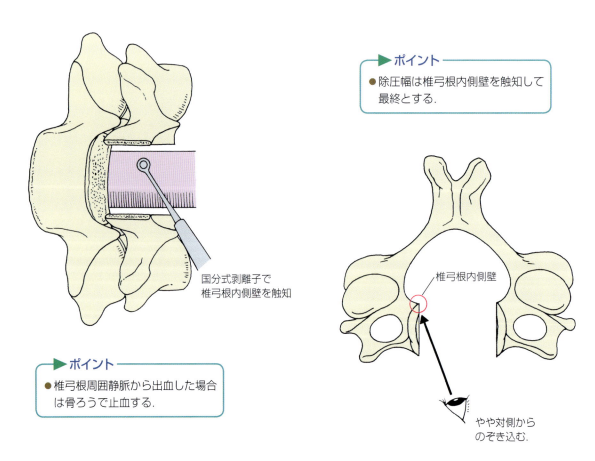

国分式剥離子で椎弓根内側壁を触知

▶ポイント
- 除圧幅は椎弓根内側壁を触知して最終とする．

椎弓根内側壁

やや対側からのぞき込む．

▶ポイント
- 椎弓根周囲静脈から出血した場合は骨ろうで止血する．

- 除圧の横幅は両側椎弓根の内側壁を国分式剥離子で触知して確認する．

❽ 移植骨の採骨と骨移植母床の作製を行う

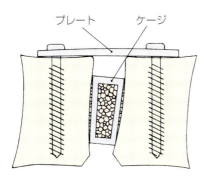

ケージ，プレートによる固定

- 単椎間固定では，スペーサーに，局所自家骨，あるいは人工骨を充填し，使用する．

▶ポイント
- 単椎間ならば局所骨と人工骨をケージに入れて十分な骨癒合が得られる．
- スクリュー付きケージで簡便に固定することもある．

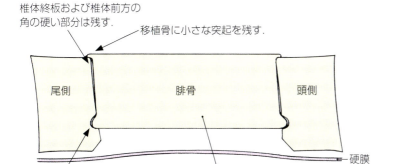

▶ポイント
- 椎体前方の角，終板は残しておいたほうが移植骨の沈み込みが起きにくい．
- 移植骨打ち込み時の牽引はごく軽く行う．強く引きすぎると，移植骨の沈下，脱転の原因となる．

- 多椎間椎体亜全摘では，腓骨を採取する．採取した腓骨を図のように整形し，移植する．この際，頸部を強く牽引しすぎると，大きな移植骨が入りすぎ，脱転の原因となる．移植母床には，後方脱転防止の骨溝を作製する．

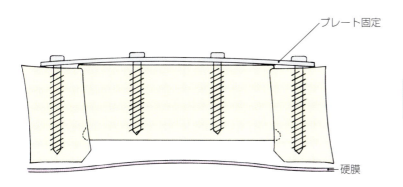

▶ポイント
- スクリューは必ず移植骨にも刺入したほうが強度が増す．

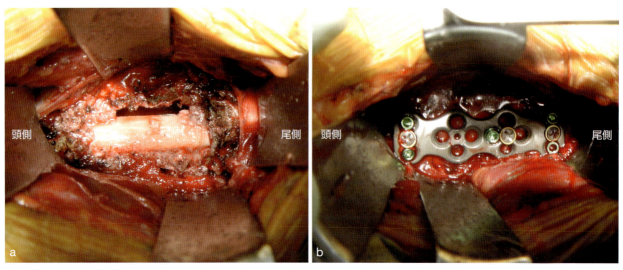

[1] 2椎体亜全摘例の骨移植とプレート固定
a：移植骨周囲にフィブリン糊とともに海綿骨を移植する．
b：プレートで固定する．

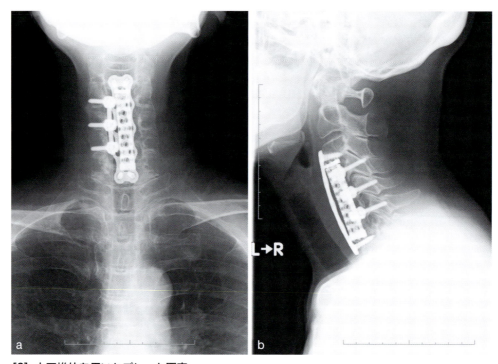

[2] 人工椎体を用いたプレート固定
3椎体以上の亜全摘では，右椎弓根に前方からスクリューを刺入して補強する．
a：X線前面像．
b：X線側面像．

- 2椎体亜全摘までは移植骨周囲に粉砕した海綿骨をフィブリン糊とともに移植した後，プレートで固定する [1].
- 3椎体以上の亜全摘では，プレート固定だけでは脱転の危険性が高くなるので，亜全摘した椎体の右椎弓根に前方からスクリューを刺入，補強したうえでプレート固定を行っている[1]．この際，人工椎体を使用して腓骨の採骨を行わない場合もある [2].

❾⋯ドレーンを留置し，縫合する

● 移植骨周囲には粉砕した自家骨をフィブリン糊で固めて充填する．椎体前面に
ドレーンを2本留置する．
● 筋層，皮下，皮膚を縫合する．

▶後療法

● 術後，頚部の腫脹が危惧される場合は，翌日まで挿管とする．ドレーン抜去
後，カラーをつけて離床を許可する．単椎間の場合は約1か月，多椎間の場合
は約2か月装着する．

（池永　稔）

■文献

1. Ikenaga M, et al. Anterior cervical reconstruction with pedicle screws after a 4-level corpectomy. Spine 2012；37：E927–30.

III. 中下位頚椎除圧再建手術／頚椎再建手術

頚椎再建手術

頚椎椎弓根スクリュー固定

手術の概要

- 頚椎椎弓根スクリューは固定アンカーとして最も強固である[1]. 脱臼骨折や脳性麻痺頚髄症（CP 頚髄症）など不安定性疾患，矯正を要する変形例，関節リウマチ（RA）や骨粗鬆症など骨脆弱例で力を発揮する．固定範囲の短縮にも役立つばかりか後頭骨や胸椎を含めた再建術にも有用である[2,3].
- 頚椎椎弓根では内側に脊髄・神経根，外側に椎骨動脈，頭尾側に神経根が近接しており，逸脱は神経血管損傷の危険性が高い[4]. これを回避するには術前評価，X 線透視，ナビ，各種デバイスなどの補助手段を駆使することが肝要である．術者の経験と技術，解剖学的知識，細心の手術操作はいうまでもない．安全性を担保できない場合は代替手段を選択すべきである．

適応と禁忌

- 症例ごと，椎弓根ごとに有用性と危険性を総合的に判断し術者の責任において要否を決める．
- 適応：
  - 不安定性が著しい例
  - 外傷や腫瘍による外側塊や椎弓の破壊消失例
  - RA や重症骨粗鬆症による骨脆弱例
  - ワイヤリング，外側塊スクリュー，前方プレートなど他の代替手段がない例
- 禁忌：刺入難易度が高い例（椎弓根径が小さい〈横径だけでなく縦径も考慮〉，刺入角度が大きい），リスクが高い例（椎骨動脈優位側，後交通動脈（Pcom A）欠損例，椎骨動脈の蛇行や椎体内貫入）.
- 絶対禁忌：脳幹部の側副血行がない（Pcom A がない）＋椎骨動脈優位側＋刺入困難な椎弓根.

手術のポイント

①血管評価：MR angiography，CT angiography を用いてリスクを勘案する．

②術前計測：CT により椎弓根径（横径・縦径），刺入点，刺入角度を計測する．筆者が考案した「S ポイント」を計測すると刺入精度が上がる．

③体位と機器配置：メイフィールド型支持器か馬蹄型支持器を用いて腹臥位をとり，イメージを用いてアライメントを確認する．麻酔器は患者右尾側，X 線透視装置は患者左側に配置する．

④外側塊外縁まで十分な展開が必須である．刺入角度によっては別皮切を設置する．

⑤側面 X 線透視により刺入椎ごとにイメージを調整する．正確な側面像を得ることが重要である．

⑥術前CTであらかじめ計測した刺入点を探す．骨孔を作製して，スクリューを設置する．
⑦骨移植母床を作製してからインストゥルメンテーションを行う．

手術手技の実際

❶ 血管評価と術前計測

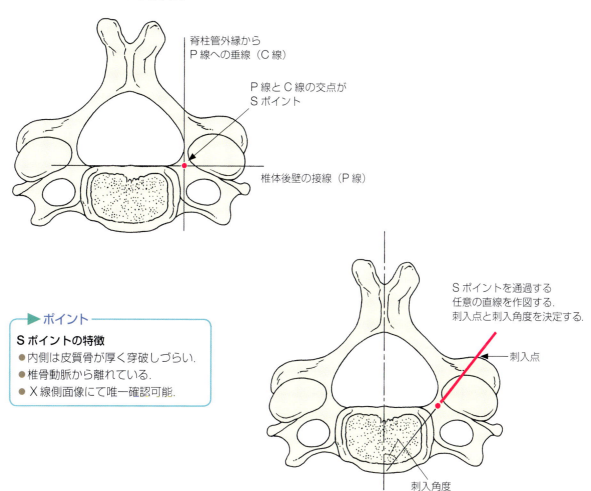

▶ポイント
Sポイントの特徴
- 内側は皮質骨が厚く穿破しづらい．
- 椎骨動脈から離れている．
- X線側面像にて唯一確認可能．

- MR angiography, CT angiography を用いて椎骨動脈閉塞・低形成，Willis動脈輪の後交通動脈（Pcom A）の有無を検査しリスクを勘案する．
- Sポイントを各椎弓根で計測する．Sポイントとは椎体後壁に接する水平線（P線）と脊柱管外縁に接する垂線（C線）との交点である．Sポイントは筆者が考案した特許の基本概念であり，筆者の開発した特許機器で手術中に位置を把握することが可能である．Sポイントを計測すると刺入精度が上がる．本項では詳述は控える．
- Sポイントに対する刺入角度や刺入点を計測により明らかにする．

❷ 手術体位と機器配置

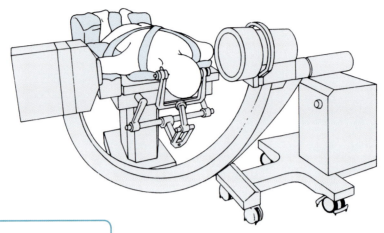

▶ポイント
- 顎を引くことで前屈になると誤解されがちだが，むしろ頭部と体幹の相対的な位置関係でアライメントが決まる．

- メイフィールド型支持器か馬蹄型支持器を用いて頭蓋を固定し腹臥位をとるが，前者のほうがアライメント調整が容易である．アライメントは中間位から軽度前屈位が良い．イメージを用いてアライメントを確認する．
- 幅広絆創膏で両側肩甲部を尾側に牽引し手術台に固定する．これにより下位頚椎が透視しやすくなる．
- 麻酔器は患者右尾側，X線透視装置は患者左側に配置する．

❸ 皮切と展開

- C2とC7の項靱帯を部分切離しないと十分な刺入角度が確保できない．単椎間固定で皮切が小さい場合は別皮切が必須である．
- 外側塊の外縁まで十分な展開をし，Karaikovicらが指摘するところの陥凹を露出する[5]．

▶ポイント
- 外側塊の外縁から前方には静脈叢があり，出血しやすい．外縁では電気メスの凝固電圧を下げ，ゆっくりと展開する．止血できない場合は各種止血材料を用いてパッキングするのが基本であるが，押さえつけすぎると出血がかえって増える場合があるので丁寧に行う．

❹ 側面 X 線透視を行う

- 刺入椎ごとにイメージを調整する．左右の椎間関節の前後，頭尾側を一致させ正確な側面像を得ることが重要である．
- 変形，回旋，変性で正確な側面像が得られない場合は，左右それぞれの下関節突起に神経剥離子を当て，その重なりを指標とする [1]．

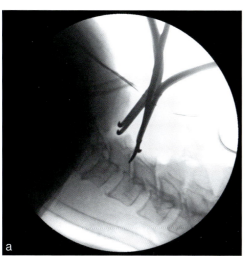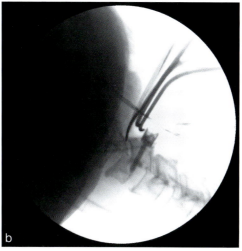

[1] 神経ベラを指標に得られた正確な側面像
a：両側の椎弓上端に神経剥離子を当て，イメージ画像で左右の神経剥離子が重なれば平行になっている．
b：下関節突起下端に神経剥離子を当てている．

▶ ポイント
- 左右の外側塊像を一致させるには，最初に背側面を一致させ，次に頭側関節面を一致させる．

❺ スクリューを設置する

- 術前 CT であらかじめ計測した刺入点を探す．各椎体，左右それぞれの理想点は異なるため術前の計測は必須である．固定上位椎間の下関節突起下端のやや下かつ陥凹の 1〜2 mm 尾側，外縁から 2〜4 mm が刺入点となることが多い．
- 4 mm のエアドリルが完全に骨内に沈むまで刺入点を掘削する．
- プローベにて下穴を作製する．次に 2.7〜3.0 mm 径のタップ，次いで 3.5 mm 径のタップで刺入点から 13〜15 mm（個々に異なる）まで骨孔を作製し，先端が抜けていないかフィーラーで確認する．逸脱があれば刺入を諦めるか，短いスクリューを使用する（種市ハーフタップ法）．あるいは正しい方向へ骨孔を再作製してもよい．
- スクリュー長と同じ深さまでタップで骨孔を作製し，全長にわたって逸脱がないことを確認のうえでスクリューを刺入する．

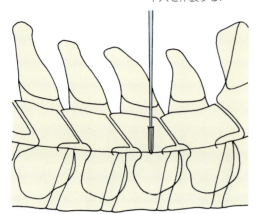
プローブで下穴を作製する．

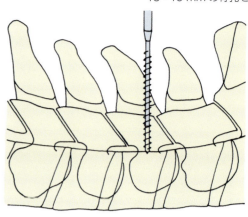
ハーフタップ（種市法）13〜15 mm の骨孔を作製する．

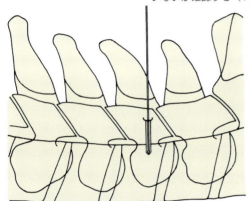
フィーラーで，先端が抜けていないか確認する（1 回目）．

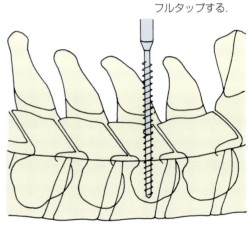
スクリュー長をフルタップする．

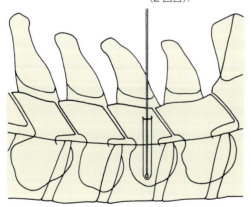
フィーラーで，再度確認する（2 回目）．

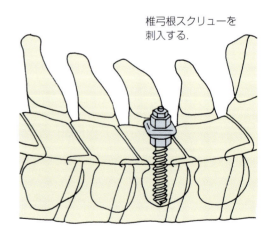
椎弓根スクリューを刺入する．

> **ポイント**
> - タップ後に骨孔から出血が多い場合は逸脱を疑い，骨孔に逸脱がないかをフィーラーで細かく探る．
> - 側面像でタップやスクリューが予想よりも前方に達する場合は外側逸脱のことが多く，逆に椎体後壁近くにとどまる場合は内側逸脱のことが多い．

ハーフタップ法（種市）

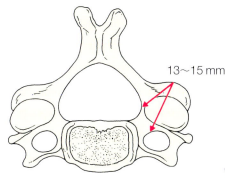

① 14 mm までタップ孔を作製
② 穿破がないかフィーラーと透視で確認

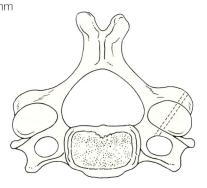

③ 穿破があれば未挿入か短い PS を刺入（種市原法）

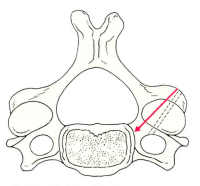

④ 穿破の逆方向へ新たな骨孔を作製（須田変法）

> ▶ポイント
> ● 椎弓根硬化例では Kirschner 鋼線（1.8 mm 径）を用いて下穴を作製してからタップ（2.7〜3.0 mm 径）を用いる．

❻ インストゥルメンテーション

- 骨移植母床を先に作製する．局所骨で不足ならば躊躇なく腸骨採取を行う．
- 神経根障害の危険性が高ければ椎間孔開放を行うか，ディストラクションをかける．インストゥルメンテーションに頼った過度な矯正を行わないことが大切である．
- 椎弓切除後のサルベージ例では瘢痕を硬膜上に残したまま後弯矯正すると瘢痕のたわみにより脊髄絞扼の危険性がある．

▶後療法

- 多椎間固定例，高齢や RA などの骨脆弱例，CP などの不随意運動に対してはカラーを推奨する．これら以外では外固定を省略してもよい．
- ADL は術後からフリーで構わない．
- 神経根障害が生じた場合はすみやかに椎間孔開放あるいは矯正軽減を行う．

（須田浩太）

■文献

1. Johnston TL, et al. Cervical pedicle screws vs. lateral mass screws : Uniplanar fatigue analysis and residual pullout strengths. Spine J 2006 ; 6 : 667–72.
2. Abumi K, et al. Posterior occipitocervical reconstruction using cervical pedicle screws and plate-rod systems. Spine 1999 ; 24 : 1425–34.
3. Abumi K, et al. "Occipitocervical Stabilization". In : Goel A, et al. editors. The Craniovertebral Junction : Diagnosis, Pathology, Surgical Techniques. New York, Stuttgart : Thieme ; 2011. p. 110–28.
4. Abumi K, et al. Complication of pedicle screw fixation in reconstructive surgery of the cervical spine. Spine 2000 ; 25 : 962–9.
5. Karaikovic EE, et al. Surgical anatomy of the cervical pedicles : Landmarks for posterior cervical pedicle entrance localization. J Spinal Disord 2000 ; 13 : 63–72.

頚椎再建手術
前方経由の頚椎椎弓根スクリュー固定

手術の概要

- 筆者らは，移植骨脱転頻度の高まる2椎体以上の頚椎前方椎体切除・固定術（anterior cervical corpectomy and fusion：ACCF）に対し，術後移植骨脱転防止を目的として前方椎弓根スクリュー（anterior pedicle screw：APS）刺入法を開発し[1]，臨床応用してきた[2-8]．
- 本法では，①斜位透視の使用による最適なスクリュー刺入点の決定，②ガイドワイヤーを椎弓根内に直接刺入可能，③椎骨動脈と硬膜の位置確認が容易，という特徴があるため安全にスクリュー刺入が可能である．

▶適応

- 頚椎後縦靱帯骨化症や後弯を呈する頚椎症性脊髄症など，2～4椎体切除を要するACCF症例が本法の適応となる．
- 骨質が低下している症例や術前呼吸器合併症を有する症例では，合併症発生のリスクが高く，適応は慎重でなければならない．

▶手術のポイント

① 術前X線学的検査および手術計画：術前myelo-CT画像にて椎体の切除幅，予定スクリュー長を計測しておく．
② 体位：仰臥位で頭部をメイフィールド型の頭蓋3点支持器に固定し，頚部から上背部が手術台から頭側に出るように体位をとる．頭側からX線透視装置を入れるため，麻酔器は患者の右下肢付近へ配置する．
③ 皮切：2～3椎体切除までは横皮切，4椎体切除例および第3頚椎椎体切除を要する症例では左胸鎖乳突筋内縁に沿った斜皮切とする．
④ 椎体を切除する．おおむね20mm程度の除圧幅が必要であり，エアトームで除圧する．斜位透視下に開削椎体の内側壁で椎弓根の位置を確認し，そこをガイドワイヤーの刺入点とする．
⑤ 側面透視下に頭尾方向を確認し，矢状軸から約50°の角度で両端を鋭にしたガイドワイヤーを椎弓根内へ刺入する．後頚部の皮膚を貫通するまで刺入し，椎弓根内にガイドワイヤーが隠れるまで後方に引き出しておく．同様の操作をそれぞれの椎体切除レベルで行う．
⑥ 移植骨を挿入し，スクリュー固定する．
⑦ 持続吸引ドレーンを留置し，創を閉鎖する．

● 手術手技の実際

❶ 術前X線学的検査および手術計画

- 術前 myelo-CT 画像にて椎体の切除幅，予定スクリュー長を計測しておく．

❷ 手術体位

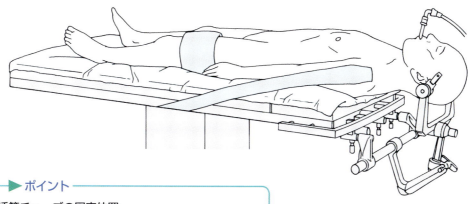

> ▶ポイント
> **挿管チューブの固定位置**
> - 挿管チューブおよび蛇腹はいったん頭側へ向かい，頭蓋支持器のアームに沿って患者の右尾側へ向かうようにする．
> - 経鼻挿管では頭側へ引き上げた挿管チューブによる圧迫で鼻翼を傷めることがあるため，経口挿管が望ましい．

- 仰臥位で頭部をメイフィールド型の頭蓋3点支持器に固定し，頚部から上背部が手術台より頭側に出るように体位をとる．
- 通常，術者は患者の左側に立ち，左側アプローチで行う．第1助手は患者の右側，第2助手は患者の頭側，介助看護師は術者と第2助手の間に配置する．術中はX線透視装置を頭側から入れるため，麻酔器は患者の右下肢付近へ配置する．
- 左下肢は腓骨採取の準備をする．
- 頚胸部前面はもちろん，後頚部から上背部を含め全周の消毒を行う．上背部まで術野となるように覆布をかける．

❸ 皮切

- 通常，左側アプローチであり，2～3椎体切除までは横皮切，4椎体切除例および第3頚椎椎体切除を要する症例では左胸鎖乳突筋内縁に沿った斜皮切としている．

> ▶ポイント
> **皮切の位置**
> - 横皮切の場合，頭側の展開が悪くなりやすいため最頭側の椎体切除高位に皮切をおく．

❹ 椎体を切除して，ガイドワイヤー刺入点を決定する

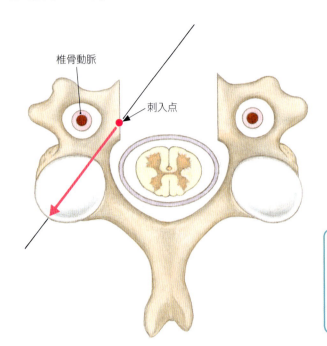

▶ポイント

椎骨動脈の位置
- 術前計画どおりに椎体切除されていれば，椎骨動脈は刺入点の外側に存在し，ガイドワイヤー刺入方向には存在しないはずである．

- 頸椎を展開し，予定した椎体切除を行う．椎体切除幅は術前 myelo-CT にて計画を立てておくが，安全なスクリュー刺入のためにも 20 mm 程度は必要である．
- 除圧が終了したらスクリュー刺入の準備に移る．矢状軸から約 50° の角度とした斜位透視下に開削椎体の内側壁で右側椎弓根の位置を確認し，そこをガイドワイヤーの刺入点とする．刺入部は 2 mm 径のエアトームバーでマーキングしておく．

▶ポイント

椎体開削幅
- 椎体切除による除圧幅が狭いと刺入点から椎弓根までの距離が長くなる（A）．なるべく幅広く椎体を開削することにより刺入点は椎弓根へ近づき，刺入角度の安全域が広がる（B）．

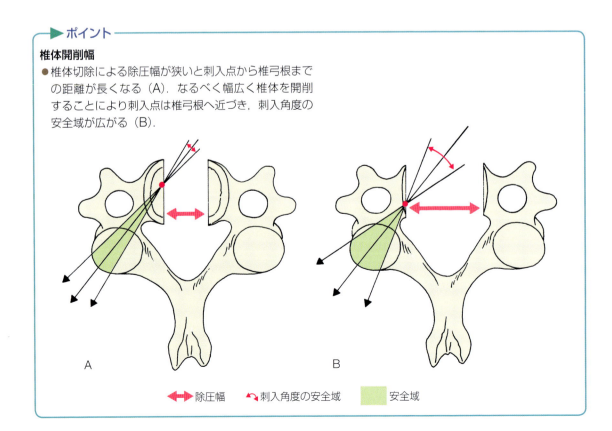

❺ ガイドワイヤーを刺入する

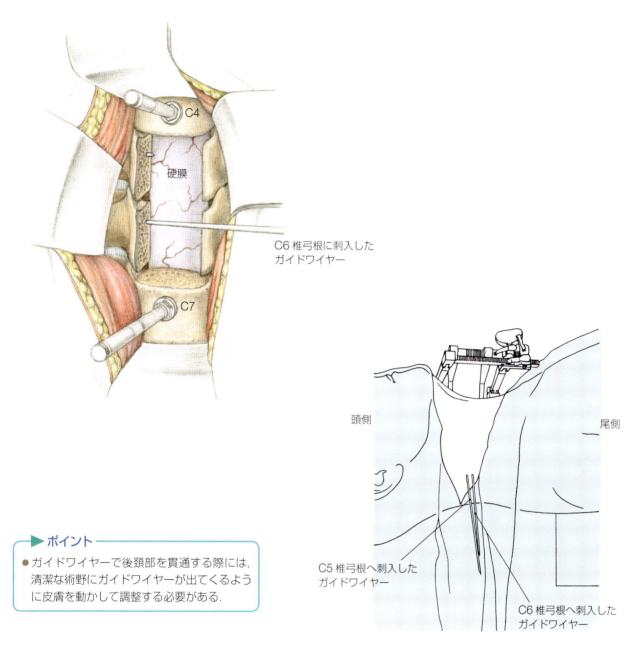

▶ポイント
- ガイドワイヤーで後頚部を貫通する際には，清潔な術野にガイドワイヤーが出てくるように皮膚を動かして調整する必要がある．

前方から刺入したガイドワイヤーが右後頚部の皮膚を貫通して出てきている．

- 刺入点が決定したら側面透視を用いて頭尾側方向を確認し，矢状軸から約50°の角度で両端を鋭にしたガイドワイヤーを開削椎体内側壁から椎弓根内へ刺入する．
- さらに深くガイドワイヤーを刺入して後頚部の皮膚を貫通し，椎弓根内にガイドワイヤーが隠れるまで後方に引き出しておく．

❻ 移植骨を挿入し，スクリュー固定する

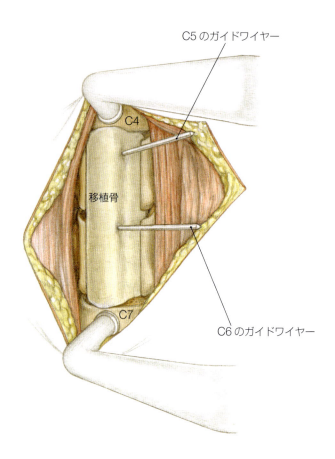

- 移植骨として採取・採型した腓骨を母床にはめ込み，逆行性にガイドワイヤーで移植骨を貫通する．
- 前方からドリリングおよびタッピングの後，術前計測した長さのキャニュレイテッドスクリューを刺入する．

▶ポイント

スクリュー長の決定
- 術中に刺入スクリューの長さを計測するのはかなり煩雑なため，術前の作図でスクリューの長さを決定しておく．スクリューが多少長くても重要組織に当たることはない．また，やや短く外側塊を貫通しなくても，椎弓根を通過していれば固定力は十分である．通常 4.0 mm 径，長さ 34〜38 mm のキャニュレイテッドスクリューを使用する．

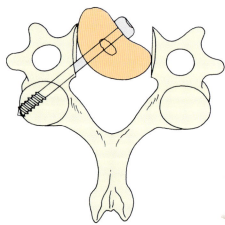

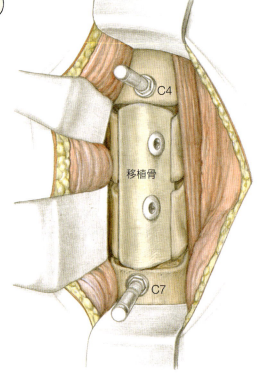

▶手技のコツ

母床作製と移植骨の設置
- 移植骨の subsidence を許容できるよう母床椎体の骨性終板はなるべく温存する．
- APS の固定力は強力なため，移植骨に脱転予防の工夫を施す必要はなく，母床に適合する形とする．
- 移植骨を開削椎体の右側壁寄りに設置すると，ガイドワイヤーが移植骨の中心部を貫通しやすくなる．また，移植骨をやや回旋させて設置することによりスクリューヘッドが腓骨の溝におさまる形で固定できるため，スクリューが食道に接触することを防止できる．

❼ … 閉創する

● 接続吸引ドレーンを留置し，閉創する．

▶後療法

● 術当日，抜管して帰室する．術翌日からベッドアップを開始する．

● 術後2日でドレーンを抜去し，フィラデルフィアカラーを装着して離床する．

● 6週後に頚椎ソフトカラーへ変更し，合計8〜12週間，頚椎装具を使用している．

▶まとめ

● 十分な術前計画を立てて手術を行えば，APSは安全に刺入可能であり，長範囲ACCFにおける移植骨脱転予防にきわめて有用である．

（新籾正明）

■文献

1. Aramomi M, et al. Anterior pedicle screw fixation of cervical graft for multilevel cervical corpectomy — Description of a new technique and an in vitro feasibility study. Proceeding of Cervical Spine Research Society-European Section 2004；25.

2. Aramomi M, et al. Anterior pedicle screw fixation for multilevel cervical corpectomy and spinal fusion. Acta Neurochir 2008；150：575–82.

3. 新籾正明ほか．頚椎前方椎弓根スクリューを用いた多椎間頚椎前方固定術．日脊会誌 2009；20：834–40.

4. 新籾正明ほか．前方椎弓根スクリューを用いた多椎間頚椎前方除圧固定術における骨癒合過程と合併症．J Spine Res 2010；1：1818–21.

5. 新籾正明ほか．前方椎弓根スクリューを用いた多椎間頚椎前方除圧固定術における骨癒合過程CTでの骨癒合評価．J Spine Res 2011；2：1658–62.

6. 牧　聡ほか．前方椎弓根スクリューを用いた多椎間頚椎前方除圧固定術における頚椎矢状面alignment変化と移植骨のsubsidence. J Spine Res 2013；4：1486–9.

7. 新籾正明，山崎正志．頚椎前方椎弓根スクリュー（APS）．野原　裕ほか編．新 脊椎インストゥルメンテーション テクニカルポイントと合併症対策．第1版．東京：メジカルビュー社；2014. p. 27–8.

8. 新籾正明ほか．頚椎前方椎弓根螺子固定術の実際．整・災外 2015；58：401–8.

Ⅲ. 中下位頸椎除圧再建手術／頸椎再建手術

頸椎再建手術

頸椎外側塊スクリュー固定

手術の概要

- 頸椎外側塊スクリューは頸椎後方固定術に使用される．椎弓根スクリューとは異なり，X線透視やガイドを必要とせずに刺入できる簡便な方法である．

▶ 適応

- 頸椎後方固定術，後頭頸椎固定術におけるアンカーとして第3頸椎から第6頸椎に使用する．
- 椎弓根内側を確認できて椎体の大きい第2頸椎と椎骨動脈を入れない第7頸椎は椎弓根スクリューの適応である．

▶ 手術のポイント

① 体位：腹臥位とする．メイフィールド型頭蓋支持器を使用して頭部を固定する．
② X線透視下にC2とC7の棘突起をマーキングする．
③ 皮切：正中縦切開を行う．
④ 骨膜下に外側塊外縁まで展開する．
⑤ パワードリルとステップドリルで穿孔し，ポリアキシャルスクリューを刺入する．
⑥ スクリュー間をロッドで連結固定する．
⑦ 洗浄し，閉創する．

手術手技の実際

❶ … 手術体位とマーキング

- 腹臥位とし，メイフィールド型頭蓋支持器を使用して頭部を固定する．X線透視で頸椎のアライメントを確認する．すべり症や後弯症の場合，過度の整復はせず中間位を目標に固定する．
- X線透視下にC2とC7の棘突起をマーキングする．

❷ … 皮切と展開

- 正中縦切開を行う．
- 骨膜下に椎弓から外側塊を外側縁まで展開する．出血はその都度，圧迫止血を行う．

❸ 刺入ポイントをマーキングする

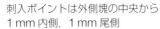
刺入ポイントは外側塊の中央から1mm内側，1mm尾側

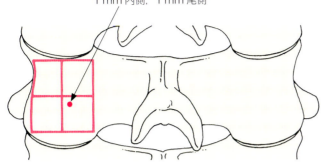

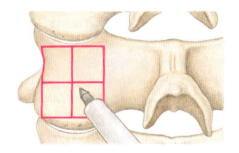
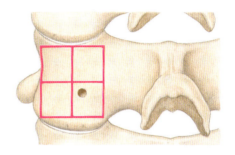

エアトームかオウルでマーキングする．

- 除圧の前に外側塊の中央から1mm内側，1mm尾側を刺入ポイントとして，直径2mmのエアトームかオウルで皮質骨にマーキングを行っておく[1,2]．

❹ 椎間関節の decortication

- 固定椎間の椎間関節を搔爬し decortication しておく．

> ▶ アドバイス
> **椎弓形成術を行う場合**
> - 椎弓形成術を行う場合は，decortication の後に棘突起縦割式頸部脊柱管拡大術のうち椎弓を開くまで行う．そして，先にスクリュー間をロッドで連結した後に，棘突起スペーサーを固定する．

❺…スクリューを刺入する

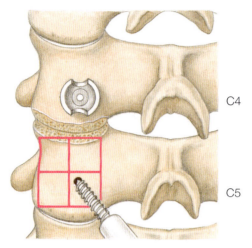

ステップドリルで穿孔し，
タップ後にスクリューを刺入する．

- パワードリルとステップドリルを用いて刺入孔を作製する．ステップドリルは14 mmから開始し，サウンダーで腹側皮質骨の穿孔がなければ，16 mmまで掘削する．再度サウンダーで穿孔を確認する．
- 14 mmで穿孔すればスクリュー長は14 mmを選択，穿孔がなければ16 mmを選択する．18 mm以上は使用しない．
- タップ後，至適サイズのポリアキシャルスクリューを刺入する．腹側の皮質を把持する感じが得られる．X線透視は使用していない[3]．

▶ ポイント

スクリュー刺入方向
- スクリューの刺入方向，すなわちドリリングの方向は約30°頭側，約30°外側へ振った方向である[1, 2]．矢状面では椎間関節と平行に，下位隣接椎の棘突起が残っている場合は水平面でドリルガイドが下位椎棘突起頭側に当たるまで傾ける．おおよその刺入方向の目標は同側外側塊の頭外側の角である．
- ドリルを頭側へ振ることで椎間関節への穿孔を，外側へ振ることで椎骨動脈の損傷を回避できる[4]．またスクリューはいわゆる神経根の存在しないsafe quadrantを向くため神経根損傷の可能性も低い[5]．

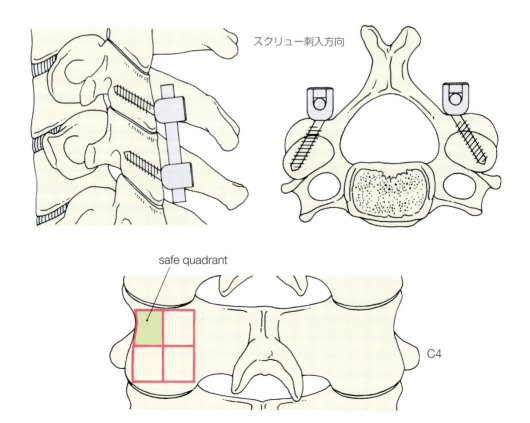

スクリュー刺入方向

❻ 連結固定を行う

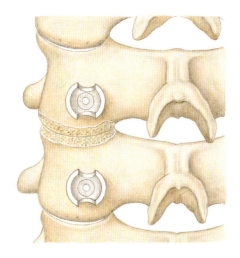
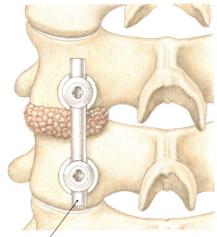

ポリアキシャルスクリューを
ロッドで連結

- ロッドを置くと困難になるので，先に椎間関節に骨移植しておく．
- ポリアキシャルスクリュー間をロッドで連結する．
- さらに外側塊に骨移植を追加する．

❼ 洗浄，閉創する

- 項靱帯を修復縫合し，閉創する．

▶ 後療法

- 術後2日で離床する．
- フィラデルフィア型カラーを術後3か月まで使用する．

（橘　俊哉）

■文献
1. 谷口　睦ほか．頚椎に対する instrumentation．脊椎脊髄 1998；11：217-24．
2. 森山徳秀ほか．外側塊スクリュー．関節外科 2008；27：897-903．
3. 橘　俊哉ほか．頚椎外側塊スクリューの使い方．整形・災害外科 2015；58：433-8．
4. Inoue S, et al. Cervical lateral mass screw fixation without fluoroscopic control：Analysis of risk factors for complications associated with screw insertion. Arch Orthop Trauma Surg 2012；132：947-53.
5. Pait TG, et al. Quadrant anatomy of the articular pillars（lateral cervical mass）of the cervical spine. J Neurosurg 1995；82：1011-4.

頚椎再建手術

頚椎椎間関節貫通スクリュー固定

手術の概要

- 頚椎における強い不安定性や変形に対処する場合には，インストゥルメンテーションによる再建固定術が選択されることが多い．後方から固定術を施行するにあたってアンカーとして挿入するスクリューには，椎弓根スクリュー（PS），外側塊スクリュー（LMS），椎間関節貫通スクリュー（TAS）などがある．

- このなかで，最も強力な把持力を提供できるスクリューはPSであるが，頚椎の椎弓根は径が小さく，刺入方向が強斜位であるため，椎弓根内に正確に挿入することは困難とされている．しかも，椎弓根近傍には椎骨動脈（VA），神経根，脊髄など重要臓器が隣接するので，スクリューが椎弓根から逸脱して重篤な合併症が発症する可能性は高い[1,2]．

- 外側塊スクリュー（LMS）はPSより安全に挿入できるが[2]，外側塊の薄い皮質骨を2枚貫通させるだけなので，力学的強度はPSより劣る[3]．また，神経根損傷の可能性は，PSより低いものの，ある一定の確率でありうる[2]．

- 本項の椎間関節貫通スクリュー（TAS）では，PSほど強い力学的強度を期待はできないが，外側塊の皮質骨と椎間関節の関節面軟骨下骨を貫通させるため，LMSより強い力学的強度を期待できる[4,5]．また，刺入方向を椎間関節面に対して垂直に設定すれば，関節面の方向を直視しながら簡単に刺入が可能になる．

- 筆者は，TAS挿入に際して，腹側にある外側塊皮質骨をあえて貫通させないで，スクリュー先端を皮質骨に噛み込ませる程度にとどめている[4]．このようにTASを椎間孔方向に貫通させないことで，TASでもありうる神経根やVA損傷を皆無としている[6]．

- 椎間関節面の方向を術中に直視できることや腹側の皮質骨の抵抗を容易に確認できることから，X線透視によるスクリュー位置の確認作業は不要となる．刺入方向が椎間関節面に対して垂直で尾側方向へ傾斜させるだけで，内側あるいは外側方向へは向かわせないため，PSやLMSのようにスクリュー頭部が内・外側に大きく偏ることはない．このため，スクリュー頭部間のロッド連結は容易になる．

- TASはこのように安全かつ簡単に挿入が可能，X線被曝がなく，連結も容易で，しかも比較的強い力学的強度が期待できる有用なアンカーとみなすことができる．しかし，外側塊の骨自体が脆弱なため，スクリュー挿入過程で破損の可能性があること，頭側から尾側に向かうため後頭骨の突出が挿入の邪魔になる椎間のあること，矢状面での固定性が弱いためTASのみに負荷をかけることはできない，などの欠点がある[4]．

▶適応

- 以上のTASの特徴を考慮するならば，TASについての最も有効な利用方法は，後方再建固定術において多椎間にわたる固定を計画する場合の中間高位におけるアンカーとしての活用にあると考える．
- 長い固定範囲を設定する場合に，力学的負荷が強くかかる頭側端や尾側端，つまりC2，C7あるいは上位胸椎にはPSを選択するとしても，中間高位にはより簡便で安全に挿入が可能なTASを選択することで，手術時間を短縮することが可能になる．仮に，挿入時に欠点の一つでもある外側塊破損をきたしたとしても，他の椎間へと挿入場所を変更することが容易である．
- 最近では，PS挿入のための補助システムがいくつか開発され，より容易に安全に挿入できるようになってきたが[7-9]，安全性と簡便性，そして比較的強固な力学的特性が利用できるTASの利便性を熟知しておくことで，PS挿入などが困難あるいは不可能な場合における一つの選択肢として，TASの刺入技術についても習熟しておくことは重要と考える．

▶手術のポイント

①後方からの進入で中下位頚椎後方を展開する．
②スクリューの刺入点を決定する．
③椎間関節面を確認する．
④下関節突起へドリルを刺入する．
⑤そのままドリルを上関節突起へ刺入する．
⑥スクリューの長さを決定し，タッピングを行う．
⑦スクリューを挿入する．

― 手術手技の実際

❶ 後方から進入，頚椎後方を展開する

- 後方からの進入で中下位頚椎後方を展開する．この際，スクリュー挿入予定の外側塊背側面は，その外側端の縁までを完全に露出することが望ましい．

❷ スクリュー刺入点を決定する

- 当該椎の外側塊の中央を椎間関節貫通スクリューの刺入点とする[4]．

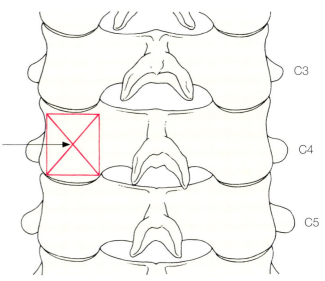

椎間関節貫通スクリューの刺入点は外側塊の中央に設定する．

❸ 椎間関節面を確認する

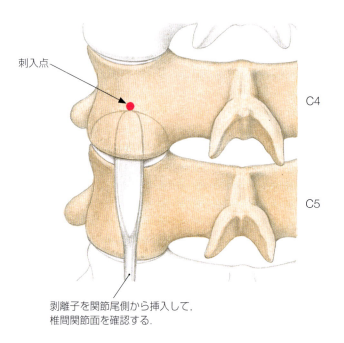

刺入点

C4

C5

剥離子を関節尾側から挿入して，椎間関節面を確認する．

- 当該椎の下関節突起尾側端から関節面に沿って剥離子を頭側方向に滑り込ませる．このことで椎間関節面の方向を直視下に確認できる．

❹ 下関節突起へドリルを刺入する

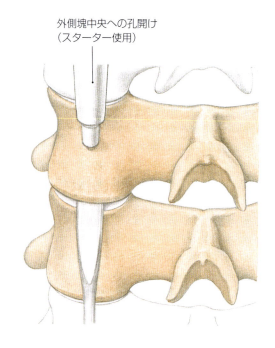

外側塊中央への孔開け
（スターター使用）

- 剥離子を関節の内外側ほぼ中央に挿入しておいて，この剥離子を目指し，関節面に垂直で，しかも内外側中央でドリルを進める．

外側塊中央へのドリリング（ドリルの関節面通過まで）　　　ドリルの方向は関節面に挿入した剥離子に垂直

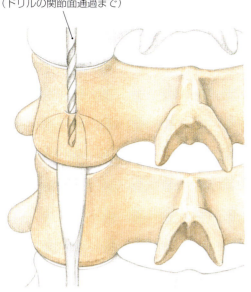
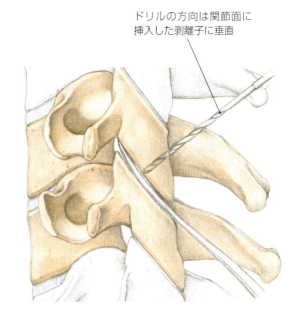

- ドリル先端が下関節突起関節面における軟骨下骨を通過すると，剥離子にドリル先端が当たる．これを剥離子やドリルを持つ手で触知した後，剥離子を関節内から抜き出す．

❺ そのままドリルを上関節突起へ刺入する

- そのままドリルを，さらにその先にある上関節突起関節面の軟骨下骨へと進め，通過する際の抵抗の変化を触知する．この時点でドリルを抜去する．

❻ スクリューの長さを決定し，タッピングする

外側塊中央へのタッピング（タップの関節面通過まで）　　　タップの方向は関節面に挿入した剥離子に垂直

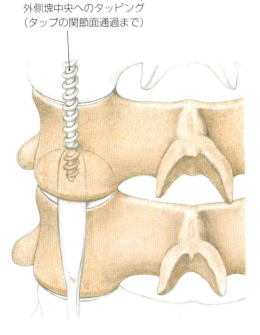
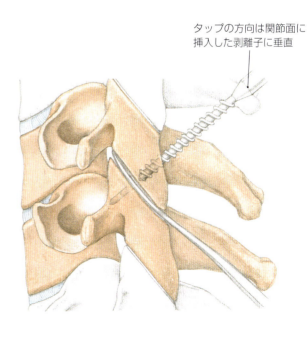

- プローベをドリル孔から挿入し，骨性抵抗の残った部位（上関節突起腹側の骨皮質）までの長さを計測する．
- タッピングもこの骨皮質を越えないように慎重に行う．

❼ スクリューを挿入する

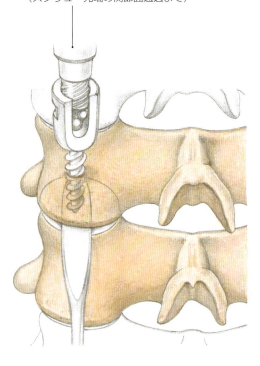

外側塊中央へのスクリュー挿入
（スクリュー先端の関節面通過まで）

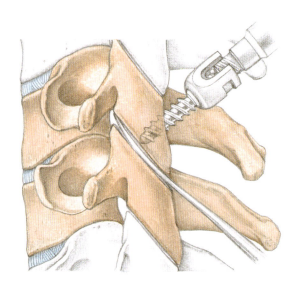

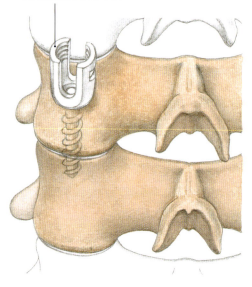

椎間関節貫通スクリュー

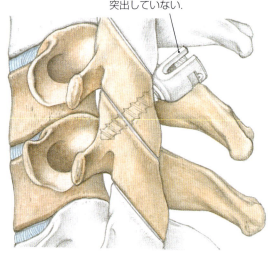

スクリュー先端は椎間孔へと突出していない．

- 計測した長さのスクリューを用意してこれを挿入する．
- 挿入方向を確かめる場合には，剥離子を再度挿入して確認しながら挿入することが望ましい．

▶術後画像の呈示

- 頚椎後弯位脊髄症症例（72歳，女性）に対して頚椎後方除圧固定術を施行した [1].
- C2椎とC7椎には椎弓根スクリューを，C3/C4椎間とC4/C5椎間にはTASを挿入している．CT画像でスクリュー先端が腹側の骨皮質を越えていないことがわかる．

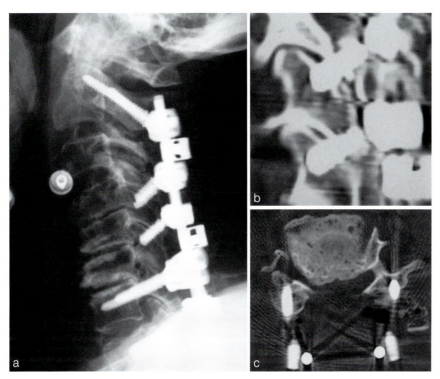

[1] 頚椎症性脊髄症（頚椎後弯変形）の術後（72歳，女性）
a：術後X線側面像，b：術後CT矢状断像，c：術後CT水平断像．

▶まとめ

- TASは簡便に，しかも安全に挿入可能なスクリューであるが，アンカーとしての力学的強度はPSよりも劣っている．このため，RAやアテトーゼ型脳性麻痺などのように頚椎全体を矯正固定あるいは固定する必要のある症例において，その固定端を除く中間高位のアンカーとして利用することが望ましいと考える．
- 外側塊は脆弱であるためにTAS挿入に際して破損する可能性はあるが，その場合には，近くの椎間へ挿入高位を容易に変更することが可能である．筆者はこのような適応でTASを使用してきたが，術後，TAS挿入部位での偽関節や固定角度の悪化例を経験していない[10]．

（鷲見正敏）

■文献

1. Neo M, et al. Vertebral artery injury during cervical spine surgery : A survey of more than 5600 operations. Spine 2008 ; 33 : 779-85.

2. Yoshihara H, et al. Screw-related complications in the subaxial cervical spine with the use of lateral mass versus cervical pedicle screws : A systemic review. J Neurosurg Spine 2013 ; 19 : 614-23.

3. Kotani Y, et al. Biomechanical analysis of cervical stabilization systems. An assessment of transpedicular screw fixation in the cervical spine. Spine 1994 ; 19 : 2529-39.

4. Miyamoto H, et al. Utility of modified transarticular screw in the middle and lower cervical spine as intermediate fixation in posterior long fusion surgery. J Neurosurg Spine 2009 ; 11 : 555-61.

5. Klekamp JW, et al. Cervical transfacet versus lateral mass screws : A biomechanical comparison. J Spinal Disord 2000 ; 13 : 515-8.

6. Zhao L, et al. The study on comparison of 3 techniques for transarticular screw placement in the lower cervical spine. Spine 2012 ; 37 : E468-72.

7. Yukawa Y, et al. Placement and complications of cervical pedicle screws in 144 cervical trauma patients using pedicle axis view techniques by fluoroscope. Eur Spine J 2009 ; 18 : 1293-9.

8. Theologis AA, et al. Safety and efficacy of reconstruction of complex cervical spine pathology using pedicle screws inserted with Stealth Navigation and 3D image-guided (O-Arm) Technology. Spine 2015 ; 40 : 1397-406.

9. Kaneyama S, et al. Safe and accurate midcervical pedicle screw insertion procedure with the patient-specific Screw Guide Template System. Spine 2015 ; 40 : E341-8.

10. 高畑正人ほか 頚椎後方広範囲固定術における中・下位頚椎 tri-cortical transarticular screw の有用性 . J Spine Research 2010 ; 1 : 533.

IV 胸椎除圧再建手術

胸椎前方除圧再建術

胸椎前方除圧再建術：開胸アプローチによる

手術の概要

● 胸椎の変性疾患に起因する脊髄麻痺に対しては，保存療法はほとんど無効であり手術的治療が選択される．胸椎症や胸椎OPLLによる胸髄麻痺に対する手術成績は芳しくないが，胸椎ヘルニアに対する手術成績は比較的良いといえる．しかし，頚椎や腰椎部脊椎病変に比較すると脊髄へのアプローチに困難を伴うことが多い．

● その理由として，胸椎には頚椎や腰椎と異なって生理的後弯が存在するため，後方アプローチだけでは脊髄の除圧を得られにくく，また前方アプローチを行っても硬膜と骨化靱帯の癒着の存在や，上位胸椎部では胸骨縦割を必要とする狭い視野，また中下位胸椎では肋骨切除による前側方からのアプローチになるため，脊髄前方除圧には手技的に高度な熟練を要することがあげられる．

● すなわち，ソフトな椎間板ヘルニアであれば後方からのアプローチでも十分摘出可能であるが，骨棘であれば前方アプローチ，または後方からであれば肋骨突起，肋骨基部を切離する肋骨横突起切除術（costotransversectomy）が必要である．本項では，手術を行うにあたって重要な，胸椎への前方開胸アプローチのポイントを中心に述べる．

適応

● 胸椎部における変性疾患としては，胸椎椎間板ヘルニア，胸椎症性脊髄症，後縦靱帯骨化症（ossification of posterior longitudinal ligament：OPLL），黄色靱帯骨化症（ossification of ligamentum flavum：OLF）が代表的な疾患としてあげられる．これらの疾患は頚椎や腰椎の疾患と比較して日常診療においては頻度は少なく，とくにヘルニアの発生頻度は100万人に1人と報告されている．また症候も背部痛や胸部帯状痛といった非特異的なものや，腰椎疾患と間違えてしまう下肢麻痺を主症候としてくることがあり，診断にも難渋することがある．

● 発生部位に関しては，椎間板疾患は脊椎の動的因子が関与するため下位胸椎に集中し，胸椎OPLLは生理的後弯部位である中位胸椎に多い．しかし，胸椎OLFは下位胸椎に認められることが多い．好発年齢に関しては，40歳以降の中高年に多く，明らかな性差はない．

● また，この胸椎部変性疾患の特徴は，保存療法が無効な場合が多く，手術的加療が必要であるが，この手術的加療には高度な手術技術を必要とすることがあげられる．

▶ 手術のポイント

①麻酔：できる限り手術側の反対側のみの片肺換気とする.
②アプローチする側を決定する.
③体位：側臥位を基本とする. 下側になる腋窩部に枕を入れ，上側になる上肢は若杉の上肢手台におく. 下肢は腰椎部で反張する.
④切除する肋骨を決定する.
⑤肋骨頭を切除する.
⑥椎体を削壊し，椎間板を切除する.
⑦開胸時に切除した肋骨を移植する.
⑧閉創する.

● 手術手技の実際

❶…麻酔

● できる限り手術側の肺を換気せず反対側のみの片肺換気を麻酔科に依頼する. ダブルルーメンの挿管チューブを使用してもらうとよい.

❷…アプローチする側の決定

● アプローチする側の決定に関してはヘルニアの存在優位側から，また再手術の場合は前回展開した側と反対側からのアプローチを行うとよい. どちらでもよい場合は，左側アプローチのほうが，血管が大動脈であるため血管の処理が右側の静脈より行いやすい.

❸…手術体位

● 基本は側臥位である. 下側になる腋窩部には枕を入れて腋窩神経麻痺を予防し，また上側になる上肢は若杉の上肢手台におく.
● 下肢については腰椎部にて反張し，下側の下肢股関節，膝関節を軽度屈曲位とし腸腰筋の緊張をとり，上側の下肢は伸展位あるいは軽度屈曲位とする. この際には両側下肢の間に枕を挟む. また下側となる下肢の腓骨神経麻痺を起こさないよう，スポンジなどのパッドを敷く必要がある.

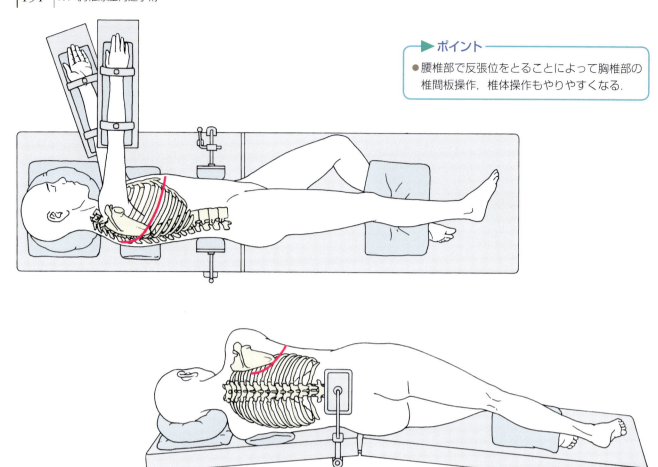

▶ポイント
- 腰椎部で反張位をとることによって胸椎部の椎間板操作，椎体操作もやりやすくなる．

❹ 切除する肋骨を決定する

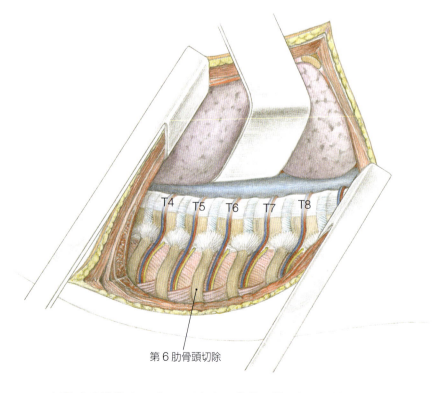

第6肋骨頭切除

▶ポイント
- 中下位胸椎へのアプローチの場合は，第7肋骨は肋軟骨関節から後方は肋骨角まで摘出することが良い展開のポイントである．

▶ポイント
- 脊柱後弯を伴い，また肋骨がスロッピングしている場合は，第5肋骨を切離しないと後弯の頂椎の展開は悪い．

- 切除する肋骨はアプローチしたい椎体，椎間板の1椎あるいは2椎上位の肋骨を選択する．とくに除圧を目的とする場合は，2椎上位の肋骨を切除するとより良い視野が得られる．

❺…肋骨頭を切除する

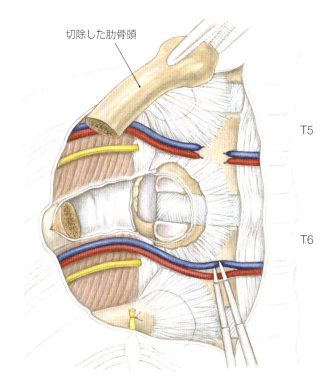

分節動脈は凝固しない場合も多い．

- 該当する椎間がT5/T6であればT6の肋骨頭を切除する．そして椎間板の一針で高位を確認する．
- 上下椎体の分節動脈の凝固を行う場合もある．

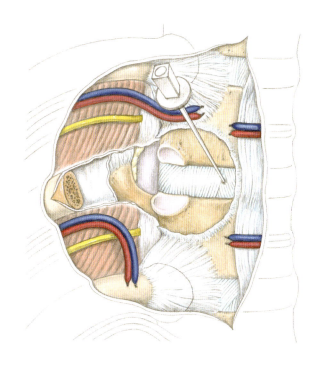

❻…椎体を削壊し，椎間板を切除する

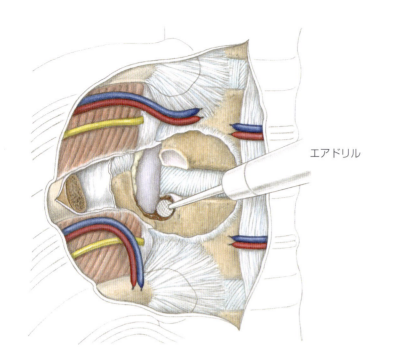

エアドリル

▶ 手技のコツ
- このときのポイントは，手前から骨を切除すると硬膜が膨隆し，奥側の除圧が困難になるので，奥側から骨を切除するように心がけることである．

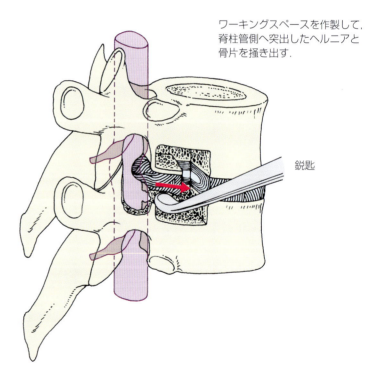

ワーキングスペースを作製して，脊柱管側へ突出したヘルニアと骨片を掻き出す．

鋭匙

- 椎体を骨膜下に剥離，露出すると出血も少ない．T5/T6であれば，その椎間腔を椎間板後方へ剥離子を滑り込ませることによって確認し，T5椎体下1/3，T6椎体上1/3をエアドリルで削壊する．
- 椎体後壁を菲薄化した後に，鋭匙で骨を削除する．そして椎間板を切除し，脊髄除圧を完了する．

❼ 骨移植を行う

● 脊髄が除圧された後は，開胸時に切除した肋骨を移植する．

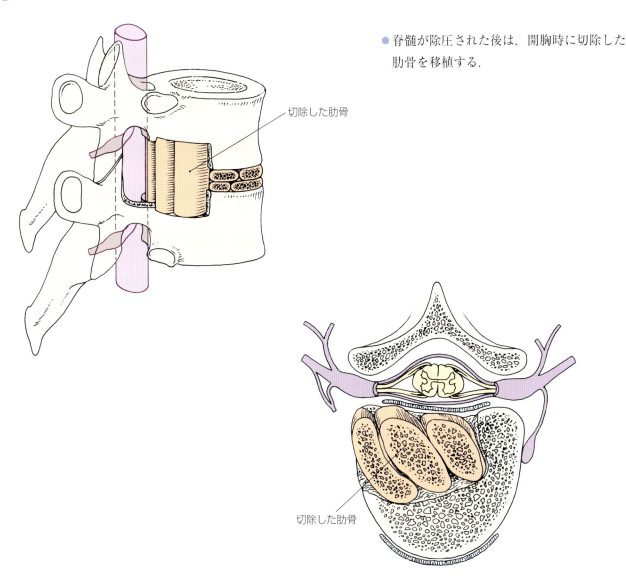

切除した肋骨

❽ 閉創する

● 切開した壁側胸膜をできる限り修復し，胸腔ドレーンを留置し，閉創する．

▶ 後療法

● 術後3〜4日で胸腔ドレーンを抜去し，ブレースをつけて離床させる．

（松山幸弘）

■参考文献
1. Fujimura Y, et al. Long-term follow up study of anterior decompression and fusion for thoracic myelopathy resulting from ossification of the posterior longitudinal ligament. Spine 1997；22：305-11.
2. Tomita K, et al. Circumspinal decompression for thoracic myelopathy due to combined ossification of the posterior longitudinal ligament and ligamentum flavum. Spine 1990；15：1114-20.
3. Yonenobu K, et al. Lateral rhachotomy for thoracic spinal lesions. Spine 1990；15：1121-5.

胸椎前方除圧再建術

胸椎前方除圧再建術：鏡視下手術による

手術の概要

- 外傷，感染，変性疾患などにより，脊椎前方成分の破綻をきたした症例に対しては，前方再建を必要とすることが多い．従来，脊椎への前方アプローチは，胸膜下，後腹膜下に行われてきたが，その侵襲の高さにより，とくに高齢者には敬遠されがちである．
- 脊椎外科領域における内視鏡下前方手術の報告は，1991年のObenchainの腹腔鏡視下腰椎前方手術に始まり，1995年にReganらによってvideo-assisted thoracic surgery（VATS）が紹介され，研鑽が積まれながら進歩し，今日の低侵襲脊椎手術の確立をもたらしている．
- 本項では，VATSを用いた胸椎前方除圧再建術について説明する．

▶ 適応

- 重大な呼吸器疾患のない症例で，下部胸椎ならびに上位腰椎（T9–L2）レベルにおける，脊椎前方成分の破綻をきたしたものが適応である．
- 重大でなくとも肺炎などの既往がある場合，胸膜の癒着により片肺換気が困難な場合があるので注意する．

▶ 手術のポイント

①体位：右下側臥位，右片肺換気で行う．透視の妨害とならないように支持器を設置し，患者のポジションを確実に固定する．

②マーキング：正側面透視下に椎体のレベルを確認し，その直上の肋骨上縁に沿って3～4cmのマーキングを行う．

③皮切：上記マーキングに沿って皮切を加えワーキングポートを作製し，その頭側2～3肋間にカメラ用ポート，前方にレトラクト用ポート約1.0cmをそれぞれ作製し，さらに0.5cmの吸引用ポートを作製する．

④透視下に，罹患椎体をはさんで，上下椎体にガイドピンを2本刺入する．

⑤2本のガイドピンをつなぐように，超音波メスを用いて胸膜切開を行い，罹患椎体，椎間板を露出する．

⑥罹患椎体，椎間板の掻爬を行う．

⑦掻爬した部位に，移植骨，プレート，ケージなどを挿入する．

⑧切開した胸膜はフィブリン糊を塗布するだけで，とくに縫合する必要はない．胸腔ドレーンを留置し，肺の拡張を確認し，手術終了とする．

─ 手術手技の実際

❶ 手術体位と皮切

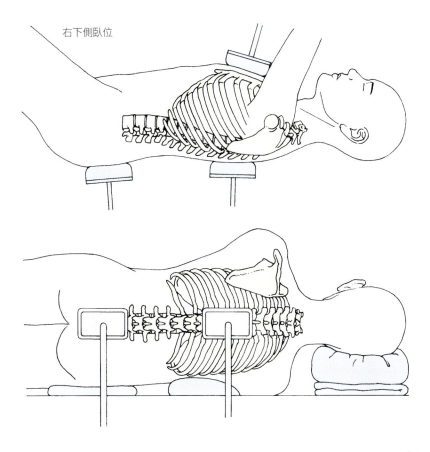

> ▶ ポイント
> ● 各ポートの作製はワーキングポートからカメラを挿入し，胸腔側からの観察下で行い，肺臓器の損傷に十分注意する．

- 右下側臥位，右片肺換気で行う．透視の妨害とならないように胸骨部，胸背部，仙骨部に支持器を設置し，患者のポジションを確実に固定する．
- 正側面透視下に椎体のレベルを確認し，その直上の肋骨上縁に沿って3～4 cmのマーキングを行う．
- マーキングに沿って皮切を加えワーキングポートを作製する．その頭側2～3肋間にカメラ用ポート，前方にレトラクト用ポート約1.0 cmをそれぞれ作製し，さらに0.5 cmの吸引用ポートを作製する．

❷…胸腔内のイメージ

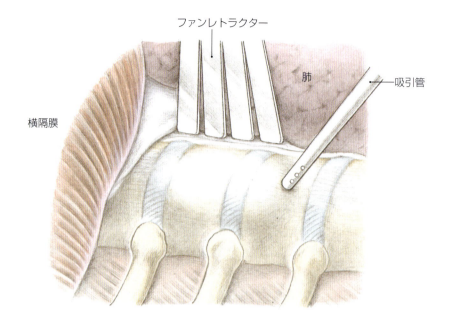

- ファンレトラクターを用いて，脱気された肺と大動脈などを中枢側によけて保護し，術野を確保する．

❸…ガイドピンを刺入する

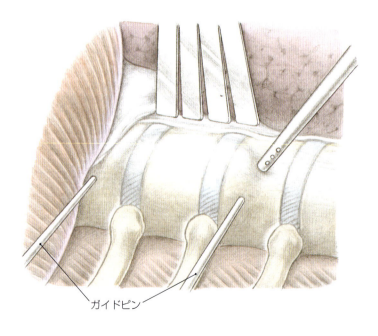

▶ポイント
- 上位腰椎に刺入する場合は，レトラクターで横隔膜を押し下げながら，目標の椎体にガイドピンを刺入する．

- 透視下に罹患椎体をはさんで，上位椎体後下縁から 1.0 cm 頭側，1.0 cm 前方，および下位椎体後上縁から 1.0 cm 尾側，1.0 cm 前方にガイドピンをそれぞれ 1 本ずつ椎間板に平行になるよう刺入する．

❹…胸膜を切開する

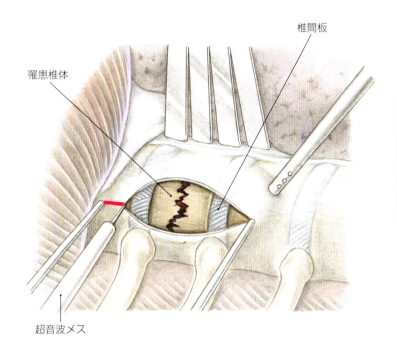

▶ ポイント
- 超音波メスを用いることで，出血を最小限にすることが可能である．通常，超音波メスの使用で分節動静脈の結紮あるいはクリッピングは不要であるが，新鮮外傷の場合には必要となることが多い．

- 2本のガイドピンをつなぐように，超音波メスを用いて胸膜切開を行い，罹患椎体，椎間板を露出する．この切開方法により，罹患椎体の正確な展開が可能となる．

❺…罹患椎体，椎間板の掻爬を行う

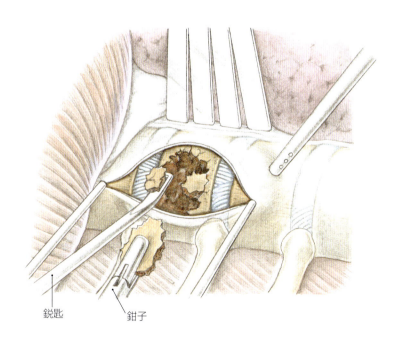

- 罹患椎体，椎間板の掻爬を行う．瘢痕組織ならびに軟骨終板の残存は，骨癒合の妨げになるので，郭清は十分に行う．

❻…骨移植，固定材の設置を行う

[ケージによる固定]

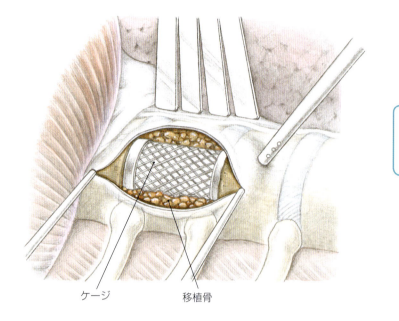

ケージ　移植骨

▶ポイント
- 外傷，感染，変性疾患など病態によって，臨機応変に固定材を使い分ける．

[プレートによる固定]

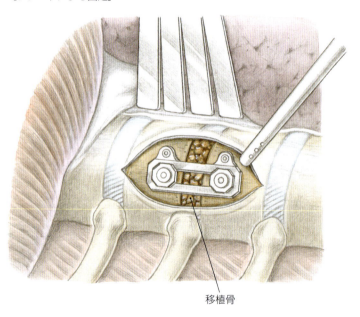

移植骨

- 掻爬した部位に骨移植を十分に行い，ケージやプレートを設置する．常に透視で確認し，インプラントの設置位置には十分に注意する．

❼…閉創する

- 切開した胸膜の閉創はフィブリン糊を塗布するだけで，とくに縫合する必要はない．
- L1椎体に進入する場合には，横隔膜を線維方向に割いて進入するが，通常，縫合閉鎖の必要はない．L2椎体の場合には1〜2針の縫合閉鎖を行う．
- 胸腔ドレーンを留置し，肺の拡張を確認し，手術終了とする．

▶後療法

- 手術翌日から，コルセット装着での座位を許可し，胸腔ドレーン抜去後から離床を許可する．骨質に問題のない症例に対しては，コルセット装着の必要はない．
- ドレーン抜去の目安は，排液量が50 mL/日以下としている．
- 骨粗鬆症性椎体骨折などの骨質の悪い場合には，コルセット装着期間はおおむね3か月を目安にしているが，骨癒合の経過によって調整する．

（射場英明，長谷川　徹）

■文献

1. Amini A, et al. Thoracoscopic spine surgery for decompression and stabilization of the anterolateral thoracolumbar spine. Neurosurg Focus 2005；19：E4.
2. Obenchain TG. Laparoscopic lumbar discectomy. J Laparoendsc Surg 1991；1：145–9.
3. Mack MJ, et al. Video-assisted thoracic surgery for the anterior approach to the thoracic spine. Ann Thorac Surg 1995；59：1100–6.
4. Khoo LT, et al. Thoracoscopic-assisted treatment of thoracic and lumbar fractures：A series of 371 consecutive cases. Neurosurgery 2002；51（5 Suppl）：S104–17.
5. 竹内一裕ほか．胸椎鏡胸腔鏡下手術（胸椎VATS）の適応と実際．関節外科 2006；25：1056–63.
6. 清水総一郎ほか．胸腰椎移行部骨折に対する後方固定術＋胸腔鏡下前方固定術（VATS）の検討．中国・四国整形外科学会雑誌 2013；25：307–11.
7. 射場英明ほか．高齢者のびまん性特発性骨増殖症に伴う脊椎骨折に対する低侵襲脊椎手術の経験．J Spine Res 2015；6：1291–4.

胸椎後方進入前方除圧と後方再建

胸椎後方進入前方除圧と後方再建

手術の概要

- 以前は，脊髄をレトラクトすることのできない胸椎において脊髄の前方に圧迫因子がある場合，後方進入前方除圧は禁忌とみなされ，胸椎の前方除圧は前方あるいは側方進入でなされていた．
- しかし，椎弓切除を行って直視下に脊髄を迂回して前方圧迫因子を除去することは可能で，後方進入前方除圧の適応は少なくない．
- 胸椎における後方進入前方除圧では，胸椎の重要な安定要素である椎間関節，椎体・椎間板の後方部分，時には肋椎関節の切除を要し，同時再建手術が適応となることが多い．

適応

- 胸椎後縦靱帯骨化症（胸椎 OPLL）：胸椎，とくにその後弯部に骨化巣がある例では，後方除圧の効果は少なく，後方進入前方除圧の良い適応である[1-3]．
- 胸椎症：椎体骨棘による脊髄圧迫も後方進入前方除圧を適応できるが，両側の椎間関節間部の切除を行った場合，同時脊柱再建を要する．
- 胸椎椎間板ヘルニア：ヘルニアの局在により，片側あるいは両側の後方進入によりヘルニア摘出が可能である．
- 骨粗鬆症性椎体圧潰，破裂骨折：前方除圧と椎体置換，後方再建のすべてが後方単独進入で可能である．

手術のポイント

① 体位：4 点支持フレームを用いて腹臥位で行う．
② 皮切と展開：正中切開で棘突起を露出し，傍脊柱筋を外側にレトラクトする．
③ 椎弓から椎間関節間部，横突起，椎間関節，椎体・椎間板の切除域は，前方圧迫要素の性状と局在，安全な前方除圧，椎体・椎間板置換の要否を考慮して決定する．
④ 胸椎の椎弓と椎間関節間部を切除すると神経根が露出される．神経根には根動静脈が随伴するので，多根の切断は脊髄の阻血をもたらす可能性があり，できるだけ温存する．椎体置換を行う場合は，片側の単根を切断してもよい．
⑤ 同時後方再建固定を行う．

手術手技の実際

- 対象疾患により後方進入前方除圧の手術手技は大きく異なるので，椎間板ヘルニア，胸椎症，胸椎 OPLL を例にとって解説する．

❶ 手術体位

- 腹圧上昇に伴う硬膜外静脈叢の血流増加による出血回避のため，4 点支持フレームを用いて腹臥位で行う．

❷ 皮切と展開

- 正中切開で棘突起を露出し，傍脊柱筋を外側にレトラクトする．
- 脊髄圧迫の病態，前方除圧操作，後方再建を考慮して，外側への展開程度を決める．必要により横突起先端，肋骨の近位部も展開する．

❸ 胸椎後方部分の切除

▶ 椎間板ヘルニアの場合

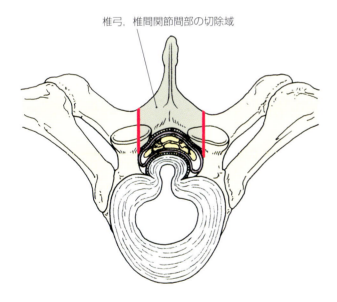

椎弓，椎間関節間部の切除域

- 棘突起，椎弓，黄色靱帯は切除するが，椎間関節間部の外側部分，椎間関節の外側はできるだけ温存する．

- 除圧最頭側椎の椎弓から除圧最尾側椎の椎弓の上部の切除で硬膜柱の必要部分を露出させる．
- 椎弓切除は除圧頭側椎の椎弓の尾側 2/3 と尾側椎の椎弓の上端切除で十分である．

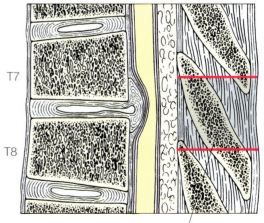

椎間板ヘルニアでの棘突起，椎弓の切除域

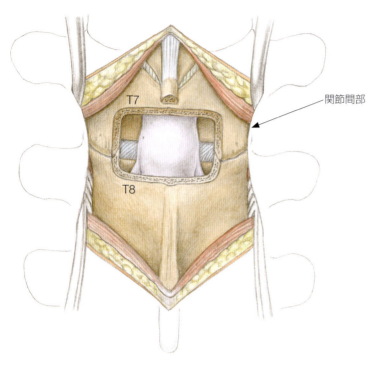

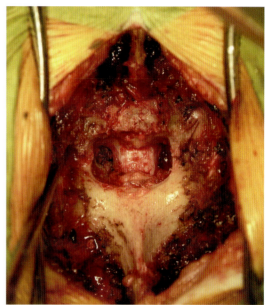

[1] **T7/T8 椎間板ヘルニア**
両側とも関節間部を温存し，後方から前方にアプローチして椎間板ヘルニアを切除し，固定しなかった例．

- 椎間板ヘルニアでは，関節間部の外側半分を残し，椎間板高位を確認して，椎体切除を行わないでヘルニア切除が可能である．この場合，後方安定要素の破壊は小さいので，椎間固定は必ずしも必要としない [1]．
- 脊髄の腰膨大部が存在する T9/T10 より尾側の椎間板ヘルニアでは安全性を考え，関節間部を切除してヘルニアを摘出して，椎間固定を行ってもよい．

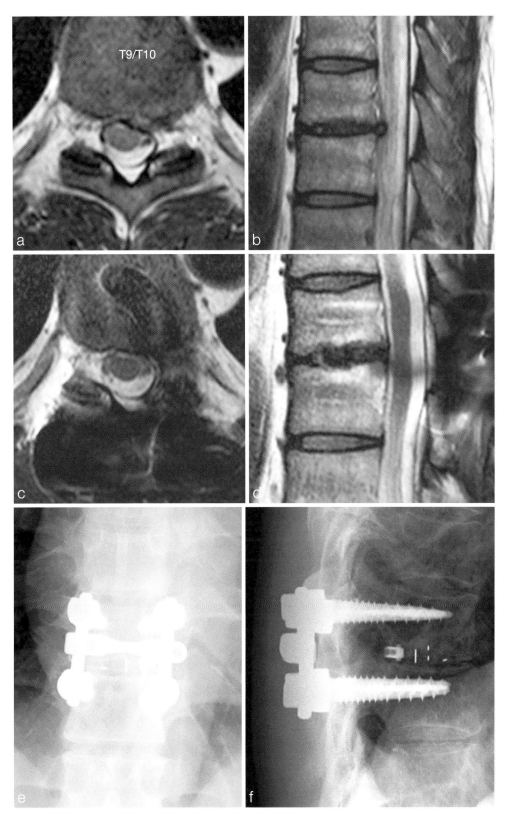

[2] 症例提示1：T9/T10椎間板ヘルニア（42歳，男性）
ヘルニア塊により胸髄の左側が前方から圧迫され，左腸腰筋以下の軽度下肢麻痺，疼痛があった（a, b）．T9椎弓の尾側，T10の椎弓頭側端，T9の左関節間部を切除し，椎間板ヘルニア切除と椎体間固定を行った（c〜f）．術後，胸髄障害は完全に消失した．

▶胸椎症，胸椎 OPLL の場合

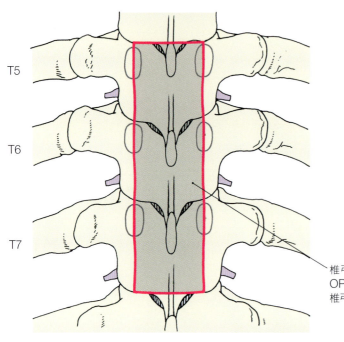

- 胸椎症では椎体骨棘の切除のための椎体切除の頭尾高は小さいので，関節間部を切除し，椎体間ケージあるいは移植骨を用いて椎体間固定を併用してもよい．
- OPLL では椎間固定のための骨移植は横突起間になされるので，移植母床を考え，関節間部の外側と椎弓根の外側部分は温存する．

椎弓，関節間部，椎弓根の切除域．OPLL では，関節間部の外側と椎弓根の外側部分を温存する．

椎弓根の外壁，関節間部から椎間関節の外側を残す．

▶ポイント
- 後方要素切除には，通常の椎弓切除同様に high speed burr を使用する．外側皮質骨の切除にはスティールバーを用いてよいが，内側皮質骨の切除にはダイヤモンドバーを使用する．椎弓根の尾側壁も外側部分を残し切除するが，ここには根動静脈を伴う神経根が接しているので，これを損傷しないよう留意する．
- 椎間固定は骨移植を横突起間に行う後側方固定であるから，横突起と椎弓根・椎体の連続性が必要で，椎弓根の外壁を温存しなければならない．

- 椎弓根の内側切除に先立ち長軸のダイヤモンドバーを椎体まで刺入し，さらに横突起の背側も削除してバーを頭尾側と内側に進め，椎弓根の外壁，関節間部から椎間関節の外側を残す．

❹ 椎体後方部分の切除

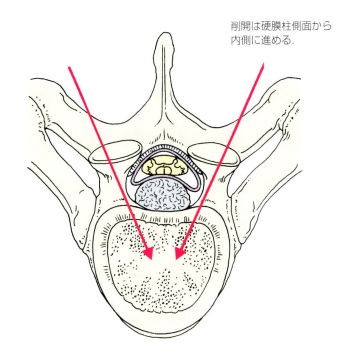

削開は硬膜柱側面から内側に進める．

- 胸椎症，OPLLでは椎体後方部分の切除が必須である．
- 椎体後方部分の硬膜柱の側面ぎりぎりから左右の削開を内側に進める．

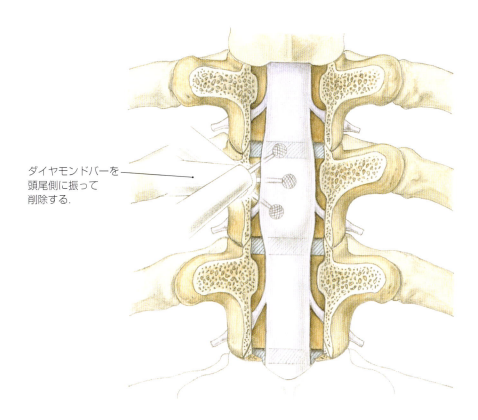

ダイヤモンドバーを頭尾側に振って削除する．

- 横突起の背側も切除し，ダイヤモンドバー使用の自由度をあげる．
- ダイヤモンドバーを頭尾側に振って椎体終板・椎間板も削除する．
- 左右の削開が中央部分で除圧の全域において連絡されたことを確認する．
- 胸椎症，胸椎OPLLにおける胸髄前方の除圧には，骨棘・骨化巣の前方浮上あるいは切除が必要である．

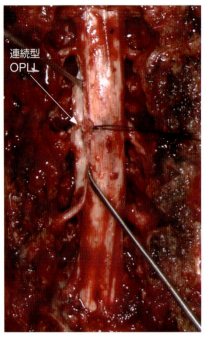
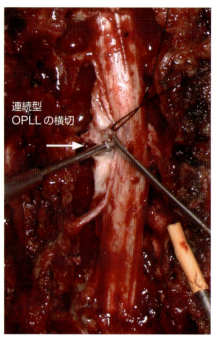

[3] 連続型 OPLL の骨化巣 　　　　[4] 骨化巣の外側部分の削除

- 骨棘・骨化巣の厚さを減じさせるには，神経鉤などで硬膜を保護しながら，硬膜柱を多少内側にレトラクトし，骨棘・骨化巣の左右幅をできるだけ小さくして削除を進めるとよいが，この操作には細心の注意が必要である [3].
- OPLL 骨化巣の浮上・削除には椎体後壁部分あるいはそれに加えた骨化巣の完全な左右横切が必要である．径の大きな（4〜5 mm 径）ダイヤモンドバーを用い，バーの背側で椎体後壁・骨化巣を徐々に薄くし，最終的に分断する [4].

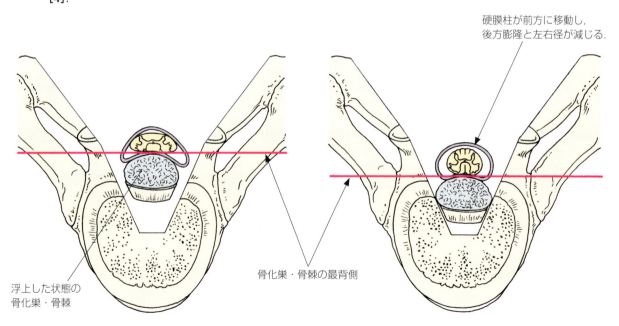

- 横切が除圧の頭尾側で完成すると骨化巣・骨棘は浮上した状態になり，硬膜柱の前方移動が確認される．
- 浮上・切除後に硬膜柱の後方膨隆と左右径が減じた場合，十分な除圧が得られたと判断してよい．

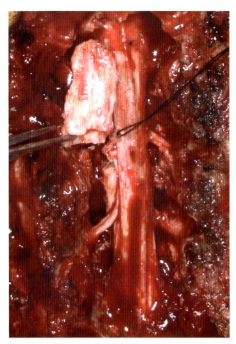

[5] 骨化巣の切除

- 浮上させた骨化巣，骨棘の切除に関しては議論が分かれる．浮上後，硬膜との癒着が容易に剥離できる場合は切除してもよいが [5]，無理な剥離には髄液漏，脊髄損傷のリスクが伴う．

▶ ポイント
- OPLL の骨化巣の浮上には，椎体後方に浮上のための十分なスペースの作製が必要であるが，椎体を削除しすぎると前方の支持性が低下するという問題が生じる．この防止には硬膜を保護しつつ骨化巣の幅を左右から狭めるが，硬膜と骨化巣が癒着している場合，小さなコブエレバトリウム（micro Cobb elevatorium）などで癒着を解離してから，内側に骨化巣の削除を進める．
- 先端が鈍な通常の神経レトラクターでは骨化巣と硬膜，瘢痕と硬膜などの剥離は困難であり，メスでは硬膜損傷のリスクが高いが，弾力があって弯曲しにくく先端が円形で鋭な micro Cobb elevatorium（Life Instrument 社）を使用すると，比較的容易に剥離できる．

▶ ポイント
- 前方に削除を進める際，前方からの圧迫のない骨化巣や骨棘の頭尾側では硬膜外静脈叢が拡張しており，容易に出血しやすい．また椎間孔部や椎体からの出血も多い．止血綿などを頭尾側の硬膜外腔や椎間孔部にパッキングしたり，椎体壁への骨ろう塗布などで出血をコントロールしながら削除を進める．

❺ 後方インストゥルメンテーションと椎間固定を行う

- 胸椎の安定性は，胸郭のサポートのある T10 より頭側と，それより尾側の胸腰椎移行部では大きく異なる．頚椎，胸腰椎移行部〜腰椎と異なり，T10 より頭側では片側の全椎間関節切除はそれほど椎間安定性を損なわないが，両側の椎間関節切除は安定性に大きく影響するので，同時後方再建を行う[4]．
- segmental instrumentation が基本である．
- 固定アンカーには椎弓根スクリュー，フックなどを適宜使用する．前方除圧の高位では，椎弓根スクリューは使用できないことが多く，その場合，頭尾側への固定範囲の延長を要す．
- 後方安定要素が大きく切除され，頭尾側に多椎の椎弓切除を要する OPLL では，transverse fixator の併用が推奨される．
- 固定尾椎端が中下位腰椎に及ぶ場合，可動椎間の温存が重要で，固定範囲短縮には椎弓根スクリューとフックによる同一椎での claw hook setting を用いるとよい．
- 椎間板ヘルニアで椎間固定を行う場合と胸椎症では椎体間と横突起間に，OPLL では横突起間に骨移植する．

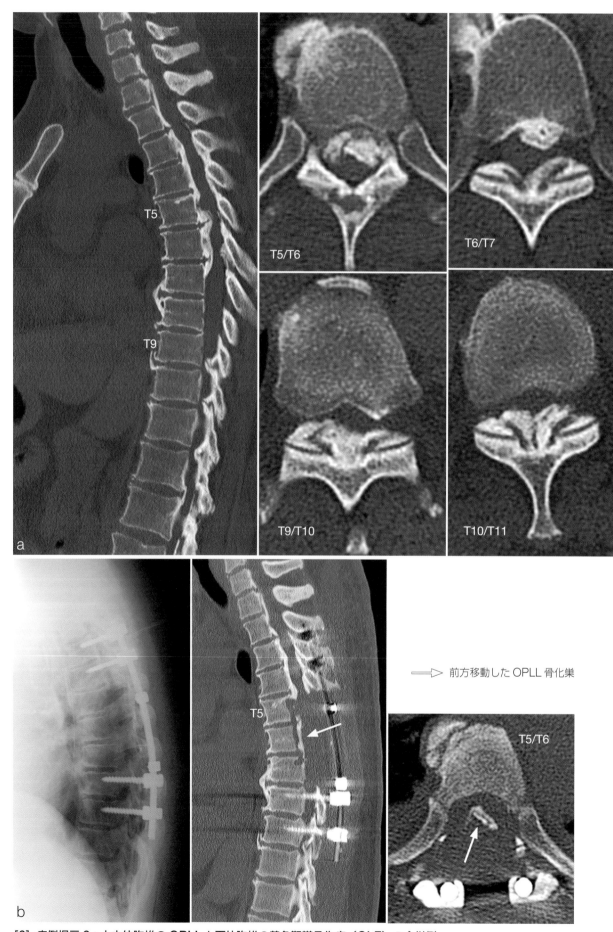

[6] 症例提示2：上中位胸椎のOPLLと下位胸椎の黄色靱帯骨化症（OLF）の合併例
T5-T7高位でOPLLによる，T9-T11でOLFによる胸髄圧迫があった．T5-T7で後方進入全周性脊髄除圧を，T8-T11で椎弓切除を行った．T3-T9の椎弓根スクリュー固定も行った．術前JOAスコア1/11が最終経過観察時には7/11に改善した．

後療法

● 術前の脊髄障害の程度，手術後の全身状態，内固定による椎間安定性などにより，後療法は異なるが，装具による胸椎の安定性の向上は期待できず，確実な内固定を行うべきで，術後装具は不要である．

● 全身状態が許す限り早期に離床，リハビリテーションを開始すべきである．筆者は手術の翌日には離床を許可している．

まとめ

● 胸椎OPLLに対する後方進入前方除圧は，骨化巣が胸椎の後弯部にある例でとくに有効である[4]．

● 椎弓切除単独や椎弓切除と後弯矯正固定を併用する方法に比べ，直接的除圧効果をもたらすので，脊髄障害の改善度は高い．

● 手術の技術的難易度は高く，確実な除圧技術をもち，胸椎のインストゥルメンテーション手術の十分な経験を積んだ限られた術者によってのみなされるべき手術である．

● 筆者のOPLLにおける経験では，前方除圧範囲が4椎以上に及び，術前のJOAスコアが3/11以下の高度胸髄障害に陥っていた例で合併症の頻度が高く成績は不良であった[5-7]．

● 前方手術の範囲を，脊髄圧迫の明らかな3椎以内に限定して行っている．

（鐙　邦芳，須藤英樹）

■文献

1. Ohtsuka K, et al. A surgical procedure for the anterior decompression of the spinal cord through the posterior approach. Orthop Surg Traumatol 1983；36：1083-90.

2. 鐙　邦芳ほか．胸椎後縦靱帯骨化症の後方経由脊髄前方除圧と脊柱再建．臨床整形外科 1996；31：563-9.

3. Abumi K. Anterior decompression through posterior approach for thoracic myelopathy caused by OPLL: Ohtsuka Procedure. In: Yonenobu K, et al, editors. OPLL Ossification of the Posterior Longitudinal Ligament. 2nd ed. Tokyo：Springer；2006. p. 249-58.

4. Oda I, et al. An in-vitro human cadaveric study investigating the biomechanical properties of the thoracic spine. Spine 2002；27：E64-70.

5. Takahata M, et al. Clinical results and complications of circumferential spinal cord decompression through a single posterior approach for thoracic myelopathy caused by ossification of posterior longitudinal ligament. Spine 2008；33：1199-208.

6. 高畑雅彦ほか．胸椎後縦靱帯骨化症に対する後方進入前方除圧術の治療成績と成績不良因子に関する検討．臨床整形外科 2008；43：557-62.

7. 鐙　邦芳ほか．胸椎OPLLに対する後方進入全周性脊髄除圧．関節外科 2012；31：578-85.

IV. 胸椎除圧再建手術

後方進入胸椎全切除と再建

後方進入胸椎全切除と再建

手術の概要

- 第1胸椎から第1腰椎高位の腫瘍脊椎骨全摘術の場合に用いられる.
- 椎弓切除, 椎体切除の2ステップから成る.
- 脊椎腫瘍に対して周囲のバリア組織である靱帯組織をも含めて一塊としてコンパートメントごと腫瘍学的に切除する術式である.
- 局所根治が期待できる[1-3].

▶ 適応

- 原発性悪性脊椎腫瘍, および良性腫瘍でも再発性の高い巨細胞腫などが本術式の適応となる.
- 脊椎転移癌でも長期予後が見込まれる単発性のものが適応となる. 腎癌, 甲状腺癌転移などは良い適応である. もちろん全身状態が悪いものは適応にならない.
- 椎体周囲に腫瘍が発育していないか, または発育が軽度のもので分節動脈や大血管を巻き込んでいないもの[1-3].

▶ 手術のポイント

①体位：脊椎手術用の4点支持台を用いた腹臥位で行う.

一塊とした椎弓切除

②後方正中切開で進入する. 肋骨頭の中枢側3cmまで展開し, 腫瘍椎骨高位および1椎骨尾側の両側肋骨中枢端を2cm程度切除する.

③腫瘍椎骨の左右の椎間孔にT-sawを挿入する.

④プーリーでT-sawの方向を変え, 左右の椎弓根を水平に切離し, 腫瘍椎骨椎弓を一塊として切除する[4].

一塊とした椎体切除

⑤確実に分節動脈を同定し, 椎体側面から剥離し, 腹側へ落とし込む.

⑥特殊スパチュラと指先を用いて椎体前面を剥離する. また壁側胸膜を剥離する[5].

⑦基本的には2 above 2 belowの椎弓根スクリューを用いた後方インストゥルメンテーションを行い, 脊柱の支持性を確保する.

⑧T-sawを用いて腫瘍椎体の頭尾側で前柱を切断し, 腫瘍椎体を腹側に落とし込み, 硬膜管の周囲を回し込むようにしながら切除する.

⑨脊柱再建を行う.

手術手技の実際

❶ 手術体位
- 脊椎手術用の4点支持台を用いた腹臥位で行う．

❷ 展開〜肋骨を処置する

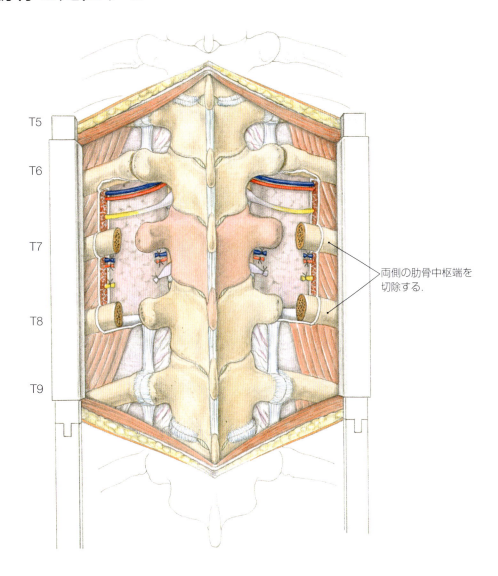

両側の肋骨中枢端を切除する．

- 後方正中切開で進入する．胸椎の場合は肋骨の中枢側3cmまで展開する．
- 腫瘍椎骨高位および1椎骨尾側の両側肋骨中枢端を2cm程度切除する．

❸ T-saw を椎間孔へ挿入する

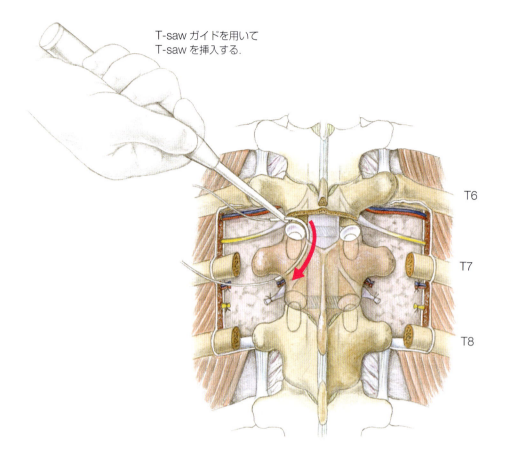

T-saw ガイドを用いて T-saw を挿入する.

▶ポイント
- 脊髄が高度に圧迫され，T-saw ガイドを安全に椎間孔に挿入することが困難な場合には，椎弓は piecemeal に切除せざるをえない場合がある.

- 腫瘍椎骨の頭側椎弓の下関節突起を切除する.
- 腫瘍椎骨の両上関節突起間から左右の椎間孔に向けて T-saw ガイドを用いて，それぞれ T-saw を挿入する.

❹ 椎弓根を切断，椎弓を切除する

[en bloc laminectomy]

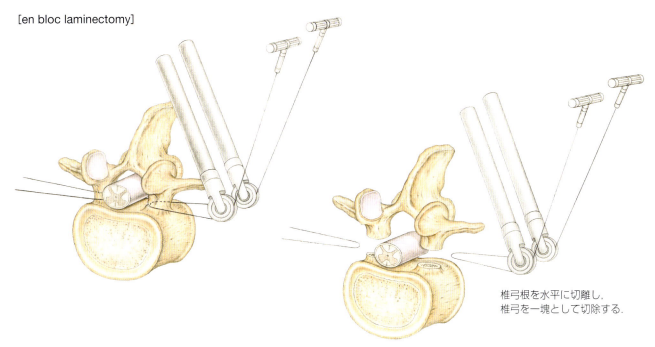

椎弓根を水平に切離し，椎弓を一塊として切除する．

（富田勝郎監修，川原範夫編．脊椎腫瘍の手術．医学書院；2010[1] より）

- プーリーで T-saw の方向を変え，左右の椎弓根を水平に切離する．
- 尾側椎弓との間の黄色靱帯を切離し，腫瘍椎骨椎弓を一塊として切除する．

▶ ポイント

血管解剖の理解
- 分節動脈は肋間動脈，もしくは脊髄枝を椎体側面にたどっていけば容易に見つけ出せる．また中下位胸椎では椎体側面の中央に存在する．

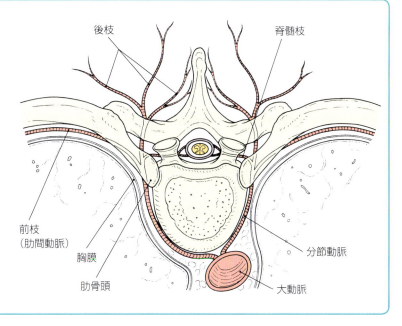

❺…椎体周囲の血管を剥離する

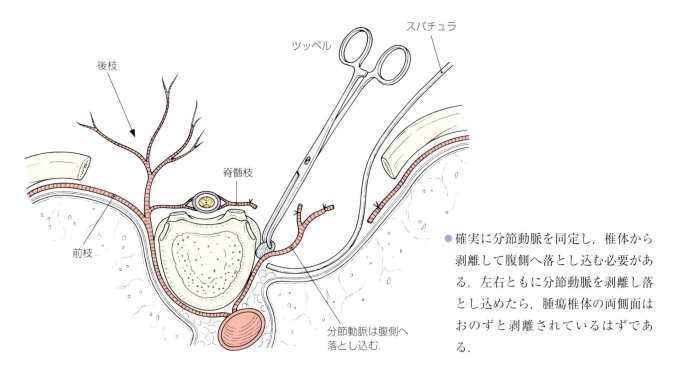

● 確実に分節動脈を同定し，椎体から剥離して腹側へ落とし込む必要がある．左右ともに分節動脈を剥離し落とし込めたら，腫瘍椎体の両側面はおのずと剥離されているはずである．

❻…椎体周囲を剥離する

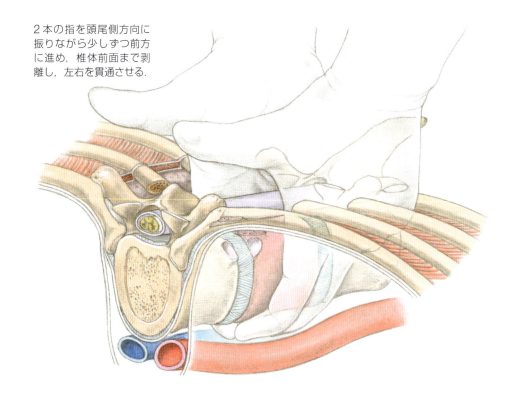

● 椎体前面の剥離はほぼブラインド操作となるので，特殊スパチュラを用いることと，指先の感触に頼ることになる．左右の指とスパチュラを用いて，2～3 mmずつ慎重に椎体周囲の剥離を進める．腫瘍被膜と胸膜の間は一般に癒着していないので，ここを剥離する．
● 左右を貫通させたところで順次大きなスパチュラに交換しつつ中枢・末梢方向に剥離し，腫瘍椎体を血管群，胸部臓器群から隔絶する．

❼ 後方インストゥルメンテーションを行う

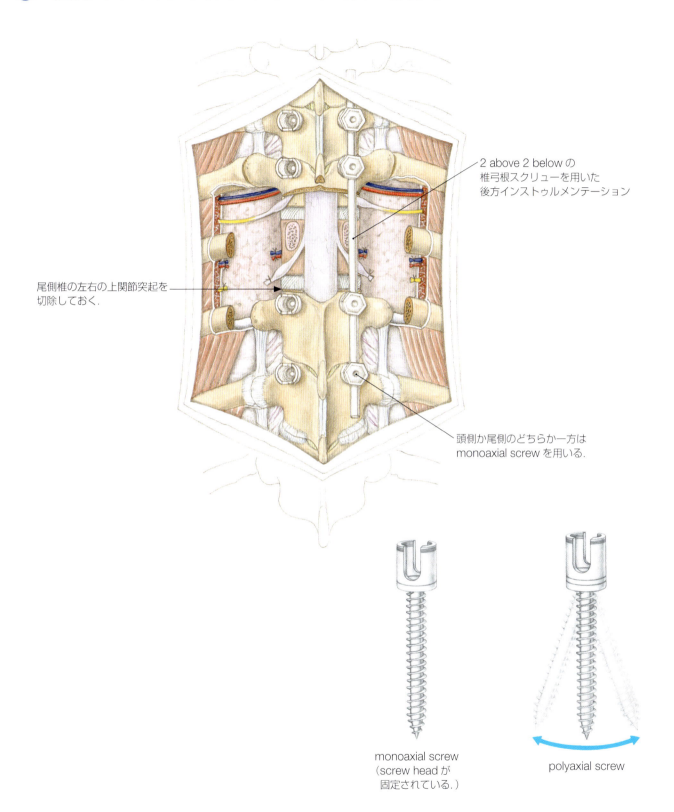

- 基本的には2 above 2 belowの椎弓根スクリューを用いた後方インストゥルメンテーションを行い，脊柱の支持性を確保する．
- このとき頭側もしくは尾側のどちらか一方はmonoaxial screw（screw headが固定されているもの）を用いる．最終の脊柱再建時に挿入した人工椎体を圧着固定するときにアライメントを整えやすい．

❽ 前柱を切断，腫瘍椎体を切除する

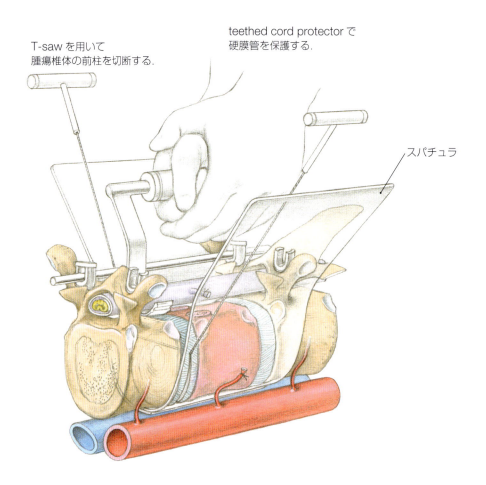

- T-sawパッサーを用いて前柱前面にT-sawを回し，腫瘍椎体の頭尾側で前柱を切断する．teethed cord protectorで硬膜管を保護し，切り上がってくるT-sawを受け止める．
- 腫瘍椎体を硬膜管の周囲を回り込ませるように摘出する．

▶ ポイント
- Diamond T-saw® は，従来のT-sawの中央20 cmにダイヤモンド粒を1 mmおきに固着させてある．脊椎に使う場合は直径0.46 mmのものを用いている．しかし，Diamond T-saw® は骨切削能力が高く，金属まで削ってしまうので使用には注意を要する．
- 現在，プーリーを用いてT-sawの方向を変える必要がない前柱切断にDiamond T-saw® を用いている．

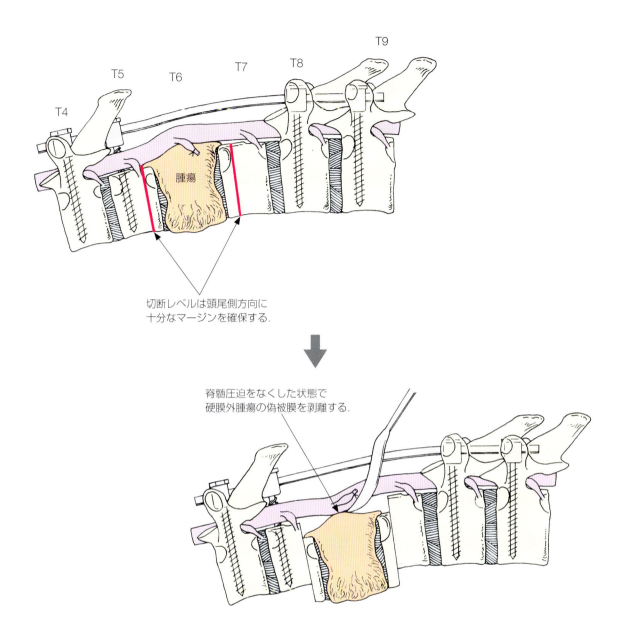

- 腫瘍が硬膜外腔に進展し脊髄を圧迫している場合には，頭尾側方向に腫瘍が進展しやすい．この場合，頭尾側方向に十分なマージンを確保し，前柱切断レベルを決定する必要がある．まず前柱をT-sawで切断し，腫瘍椎体を腹側に落とし込み，脊髄圧迫をなくした状態で硬膜から硬膜外腫瘍の偽被膜を剥離すると安全である

❾ 脊柱再建を行う

> ▶ポイント
> ● 脊髄の過伸長は脊髄障害の危険性が高い．決して伸長してはいけない．

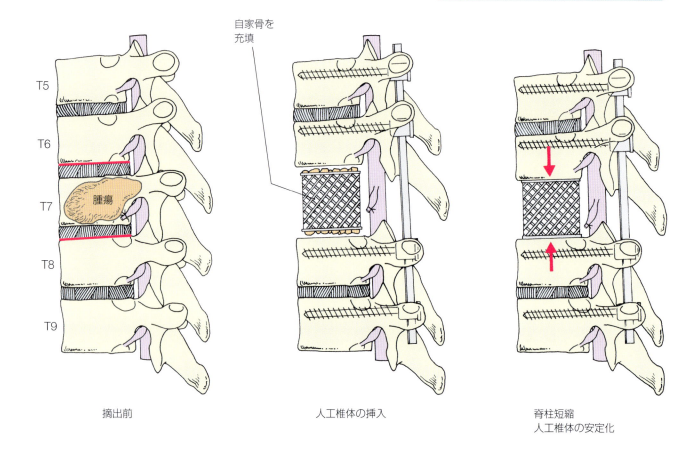

摘出前　　　人工椎体の挿入　　　脊柱短縮 人工椎体の安定化

- シリンダーケージ型の人工椎体に自家骨を充填したものを前柱再建に用いている．
- 腫瘍椎骨より5mm程度小さめの人工椎体を欠損部分に挿入し，monoaxial screwヘッドとロッドの連結部分を少し緩め，ロッドに装着したロッドホルダーとの間でコンプレッサーを用いて圧迫力を加え，人工椎体を圧迫固定する．
- 脊柱は5mmあまり短縮される．

▶ 後療法

- 体幹コルセットを約2か月間使用する．その間，中腰姿勢や体幹の捻転に注意する．

（川原範夫）

■文献
1. 富田勝郎監修，川原範夫編．脊椎腫瘍の手術．東京：医学書院；2010．
2. Tomita K, et al. Total en bloc spondylectomy for solitary spinal metastases. Int Orthop 1994；18：291-8.
3. Tomita K, et al. Total en bloc spondylectomy for spinal tumors：Improvement of the technique and its associated basic background. J Orthop Sci 2006；11：3-12.
4. Tomita K, Kawahara N. The threadwire saw：A new device for cutting bone. J Bone Joint Surg Am 1996；78：1915-7.
5. Kawahara N, et al. Cadaveric vascular anatomy for total en bloc spondylectomy in malignant vertebral tumors. Spine 1996；21：1401-7.

胸椎側弯症の矯正固定

胸椎側弯症の矯正固定：hybrid 法

手術の概要

- Harrington 法（1962）[1] に始まる側弯症後方矯正固定術は，椎弓下ワイヤリングを用いた Luque 法[2]，さらに rod derotation maneuver により脊椎の回旋変形の矯正を目指した CD（Cotrel-Dubousset）法[3] へ進化した．

- Asher は，Harrington 法を基本とし，フック（アンカーとして），椎弓下ワイヤー，椎弓根スクリュー（PS）（固定下端部のみ）の組み合わせで矯正固定する hybrid 法[4] を考案した．

- Suk や Lenke により考案された矯正固定アンカーのすべてに PS を用いる all PS 法[5] が広く行われ，現在の側弯症後方矯正術の主流となっている．しかし，all PS 法に伴う胸椎後弯の減少の問題や，頂椎部凹側の椎弓根径狭小化により同部に PS が設置できない例も少なくないことなど，万能とはいえず，今なお hybrid 法の需要はある．

適応

- 胸椎カーブ側弯症（Lenke Type 1, 2）．
- ダブルメジャーカーブ，トリプルメジャーカーブ側弯症の胸椎カーブ（Lenke Type 3, 4, 6）．

手術のポイント

①体位：腹臥位で 4 点支持フレームを用いる．生理的胸椎後弯と腰椎前弯が確保できるように体位を工夫する．

②皮切：最上位固定椎（UIV）と最下位固定椎（LIV）を結ぶ直線上の正中縦切開を用いる．

③展開：UIV と LIV の横突起先端と主胸椎カーブ頂椎付近の 3〜4 本凹側肋骨を 4〜5 cm 骨膜下に展開する．

④フック設置：近位アンカーとして横突起フック（下向き），下関節突起（椎弓根）フック（上向き）を claw hook setting により設置する．また，主胸椎カーブ頂椎凸側にも claw hook setting により設置する．

⑤椎弓根スクリュー（PS）設置：遠位アンカーとして LIV を含む固定範囲の最遠位 2〜3 椎に uniplanar PS を刺入する．

⑥椎弓下テーピング：フックと PS を設置していない固定範囲内の全椎弓凹側に高分子ポリエチレンテープ（テクミロンテープ）を設置する．

⑦解離操作：頂椎を含む 3〜4 椎に凹側肋骨頭切除（concave rib-head resection：CRR），主胸椎カーブに適宜 Ponte 骨切りを追加する．

⑧矯正操作 1：主胸椎カーブの凹側近位アンカーに，生理的胸椎後弯と腰椎前弯を想定してベンディングさせたロッドを締結し，cantilever にて凹側遠位アン

カーと連結させる．
⑨矯正操作2：椎弓下テープを締め上げ，translationにより側弯矯正を行う．
⑩矯正操作3：凸側に撓んだロッドをin situ bendingによりストレートにし，さらに矯正する．
⑪減捻操作：遠位PSを減捻方向（右凸カーブであれば右回旋方向）にローテーションさせつつロッドとPSを締結し，頂椎部に間接的減捻を得る．
⑫凸側ロッド設置：後弯をやや弱くしたロッドを凸側に設置することにより，さらなる頂椎部の減捻を狙う．
⑬骨移植：徹底的なdecorticationとマッチ棒状の局所骨移植を行う．
⑭閉創する．

手術手技の実際

❶ 手術体位

- 4点支持フレーム上の腹臥位とする．胸部支持パッドは肋骨弓，骨盤部パッドは大転子部（上前腸骨棘より2～3横指遠位）に合わせる．これにより，可及的生理的胸椎後弯と腰椎前弯が得られ，腹部および外側大腿皮神経の除圧が可能になる．
- 術中出血量減少のため低血圧麻酔で管理し，変形矯正に伴う神経障害予防のため脊髄モニタリング（motor evoked potential：MEP）を実施すべきである．

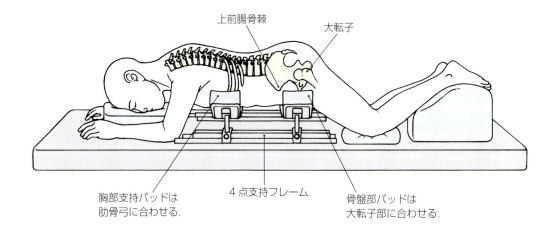

❷…皮切

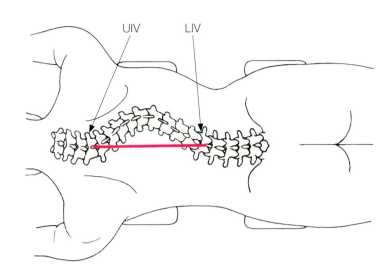

- 最上位固定椎（UIV）と最下位固定椎（LIV）を結ぶ直線上の正中縦皮切とする．

▶ポイント
- 展開は，固定範囲の上下端の棘突起を結ぶ正中縦皮切で行い，胸椎カーブに合わせた皮切で展開しないようにする．

❸…術野を展開する

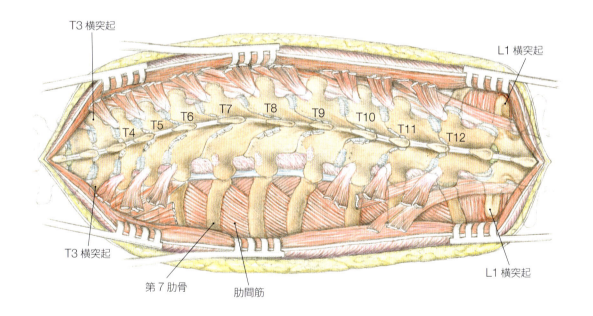

▶ポイント
- 小児では，棘突起先端の軟骨を電気メスで縦割し，そこからCobbエレベーターを用い，骨膜と棘上・棘間靱帯を一塊として剥離することができる．

- 固定最上位椎（UIV）の横突起先端から固定最下位椎（LIV）の横突起先端まで骨膜下に展開する．側弯凹側に関しては，必要に応じて頂椎近傍の肋骨を可及的に展開する．

❹…近位アンカーとしてフックを設置する

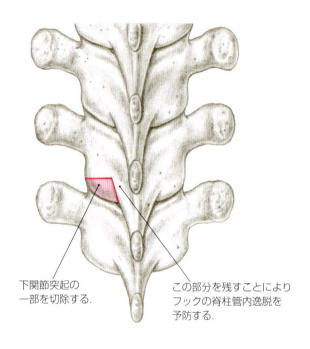

下関節突起の一部を切除する．

この部分を残すことによりフックの脊柱管内逸脱を予防する．

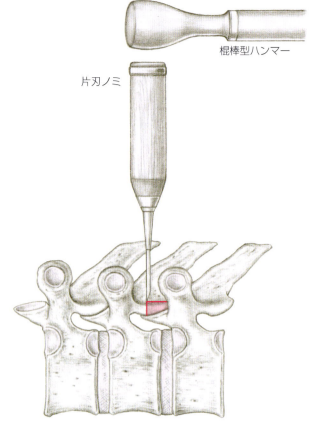

棍棒型ハンマー

片刃ノミ

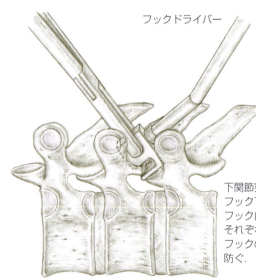

フックドライバー

下関節突起の切除によりフック下面は上関節突起が，フック内側面は椎弓が，それぞれバリアになり，フックの脊柱管内逸脱を防ぐ．

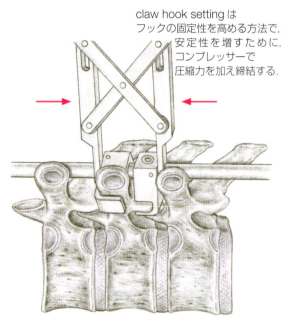

claw hook setting はフックの固定性を高める方法で，安定性を増すために，コンプレッサーで圧縮力を加え締結する．

- 近位アンカーとしてのフック設置位置は，上向きフックの場合は下関節突起（椎弓根）とし，フックが脊柱管内設置となる椎弓は潜在的な脊髄損傷の危険があるため用いない．また，下向きフックの場合は横突起とする．下関節突起フックは，通常，下関節突起の下部を片刃ノミで上向きに切除して設置するが，脊柱管方向に逸脱しないよう椎弓の切除を工夫する．
- 同一椎の横突起と下関節突起（椎弓根）に上下からフックを設置する方法は，フックの固定性を高める優れた方法で，claw hook setting とよばれる．
- フックの間が狭すぎるときは，隣接 2 椎にわたる intersegmental claw hook setting としてもよい．

❺ 遠位アンカーとして椎弓根スクリュー（PS）を設置する [1]

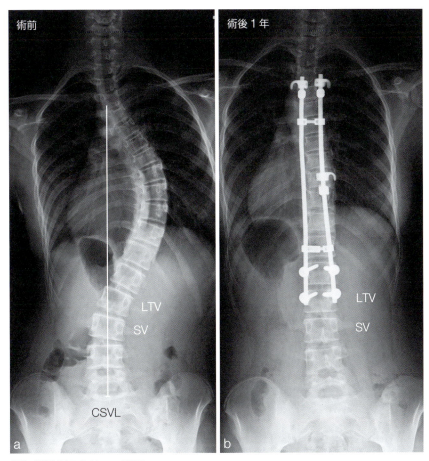

[1] 椎弓根スクリュー設置
a：術前X線像，b：術後1年．
LTV：last touching vertebra，SV：stable vertebra，CSVL：central sacral vertical line．

- LIVレベルは通常 stable vertebra（SV）としているが，最近は hybrid 法の側弯矯正率は all PS 法とほぼ同様であるため，SV より1椎上位の last touching vertebra（LTV）とすることも多い[6]．
- 固定最下位椎に椎弓根スクリューを用いるメリットは，固定最下位椎の水平化に必要な大きな矯正のモーメントをかけられることである．これは椎弓根が椎弓より外側にあるため，椎体傾斜を矯正するためのより長いモーメントアームを有しているからである．
- スクリュー設置椎数は，通常 LIV を含めて2～3椎にしている．

▶ポイント
- 固定最下位椎の水平化は，下位代償性カーブの矯正に非常に重要である．

❻…椎弓下テープを設置する

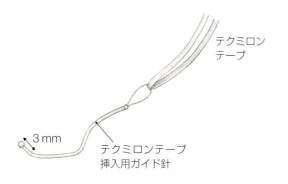

- hybrid法では主胸椎カーブのtranslationによる矯正とsegmental fixationの目的で椎弓下ワイヤーを用いる．フレキシブルかつ高い強度を有する素材として高密度ポリエチレン（テクミロン）テープを使用する．テープを通すには，当該椎弓上下の黄色靱帯を小さな円刃メスとケリソンで切除する．
- テクミロンテープ挿入用のガイド針の先端3mm程度をやや強めに曲げ，椎弓の幅とほぼ同じ長さになる部分に軽く弯曲をつけ，さらにその基部をやや強めに曲げておく．
- この挿入用ガイド針を持針器で把持し，椎弓下を滑らせながら，下から上へ通す．ガイド針の先端が見えたら，助手は先端を別の持針器でしっかり把持して，引き抜く．

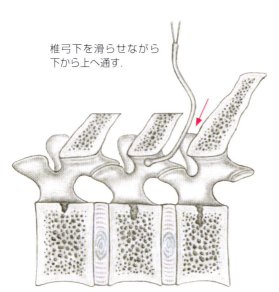

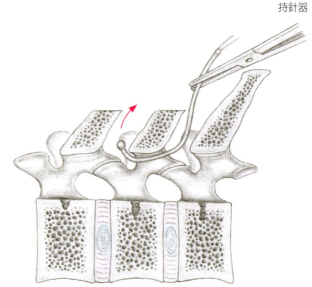

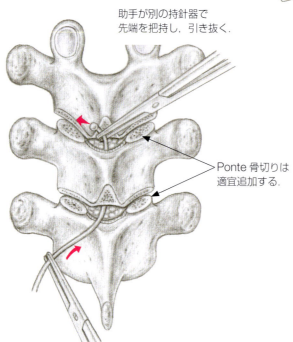

> **▶ポイント**
> - 脊髄は脊柱管内で側弯変形の凹側に位置するので，ガイド針とテープはなるべく凸側で通す．また，胸椎前弯例では脊髄は椎弓に接しているので十分に注意する．

> **▶ポイント**
> - ガイド針とテープを上へ持ち上げながら椎弓の前面に押しつけつつ通すことが脊髄損傷を回避するために重要である．

❼ 矯正操作を行う

▶シングル胸椎カーブ（Lenke Type 1）の場合

- hybrid 法における固定アンカーの基本的設置レベル
  (1) 近位アンカー：主胸椎カーブの最上位固定椎（UIV）に claw hook setting
  (2) 遠位アンカー：SV ないし LTV とその上位 1～2 椎に PS
  (3) その間の椎弓に椎弓下テーピング
  (4) 頂椎凸側に claw hook setting
- 近位アンカー設置位置と肩バランスの関係
  (1)「左肩上がり例」では T2
  (2)「肩バランス水平例」では T3
  (3)「左肩下がり例」では T4～T5（主胸椎カーブの UIV）

解離法 1

- カーブが硬く Cobb 角が大きい場合は，矯正率を増すために頂椎を含めた数レベルで Ponte 骨切り術[7]を行う．

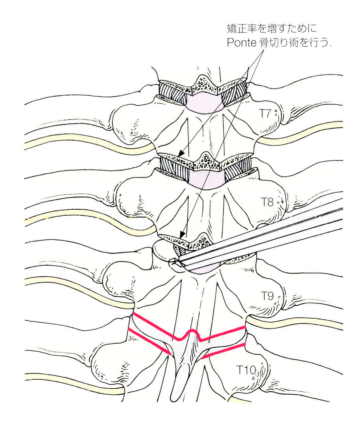

矯正率を増すために Ponte 骨切り術を行う．

解離法 2

- 頂椎付近の 3〜4 本程度の凹側肋骨頭切除を行う．肋骨頭切除は，横突起先端から 1〜2 cm の部分で肋骨を切断し，近位端を引き抜くように行う．

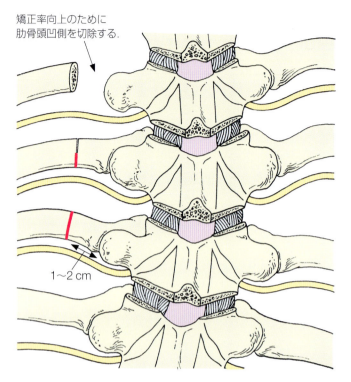

矯正率向上のために肋骨頭凹側を切除する．

1〜2 cm

▶ポイント
- 年長児では容易に肋骨頭が抜けないことが少なくない．その場合は適当な部位で切除するだけでよい．

矯正法 1：cantilever 手技

- ロッドに胸椎後弯（腰椎に及ぶ場合は腰椎前弯）を想定してベンディングしておいてから，近位フックと近位の椎弓下テープ 1〜2 本で固定する．次いで，ロッドの遠位端を遠位 PS に連結させて締結する．

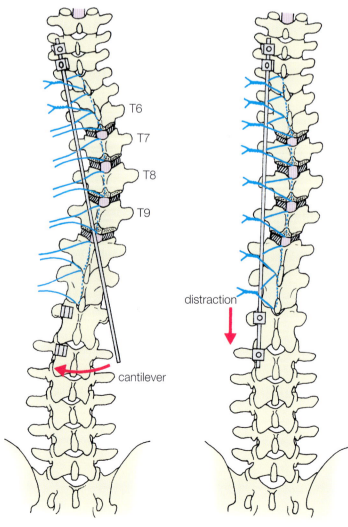

T6
T7
T8
T9

cantilever

distraction

矯正法2：translation と distraction

- 次に，ロッドが回旋しないようしっかりとロッドホルダーで把持しながら，椎弓下テープを順次締め上げていく．主胸椎カーブの矯正は椎弓下テープの締め上げによる椎体の側方移動（translation）による．
- 伸延力（distraction）は必要に応じて随時負荷するが，変形矯正の主たる力は椎弓下テープの締結によって得られるため，過度のdistraction負荷は不要である．

▶ポイント
- 過度のdistractionは脊髄のストレッチにつながり，矯正による神経障害発生の観点からも必要以上にかけないようにする．

矯正法3：in situ bending

- 椎弓下テープを締め上げていくとロッドはカーブの凸側へ弯曲していく．ここで，in situ bendingによりロッドがストレートになるようにする．この操作によりさらに側弯矯正がなされる．

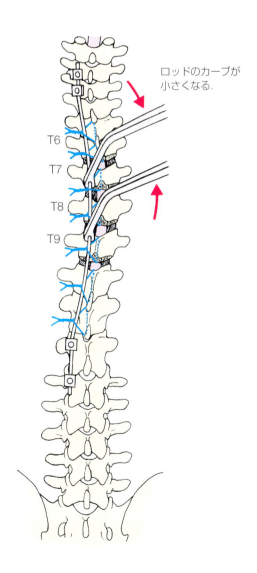

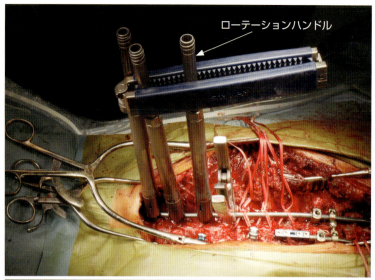

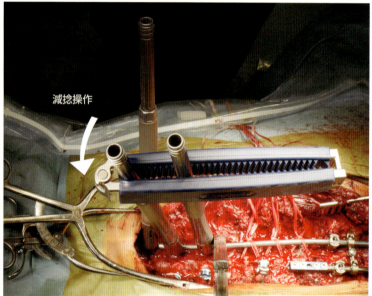

[2] 減捻操作

減捻操作
- 遠位 PS にローテーションハンドルを取り付け，これを減捻方向（右凸カーブであれば右回旋方向）に回旋させつつロッドと PS を締結し，頂椎部に間接的減捻を得る [2].

凸側ロッド設置
- 後弯をやや弱くしたロッドを凸側に設置することにより，さらなる頂椎部の減捻を狙う.

▶ ダブル胸椎カーブ（Lenke Type 2）の場合

- 上位胸椎カーブが大きく硬い場合は，まず，上位胸椎凹側で矯正し，次いで主胸椎カーブ凹側を矯正するという段階的な操作を要する．
- まず，上位胸椎カーブに対して凹側に設置したフックと椎弓下テープ，短いロッドを用いてシングル胸椎カーブの場合と同様の矯正操作を行う．
- 次いで，主胸椎カーブ矯正に移る．すでに矯正固定された上位胸椎カーブ凸側の UIV と LIV に設置したフックに，胸椎後弯に合わせて bending させた長いロッドを取り付ける．この長いロッドと対側の短いロッドを transverse fixator で締結すると，上位胸椎カーブ全体が主胸椎カーブの近位アンカーとして機能する．
- あとは，前述の主胸椎シングルカーブの矯正手技を同様に行う．

上位胸椎カーブ凹側の UIV と LIV にフックを設置して矯正する．

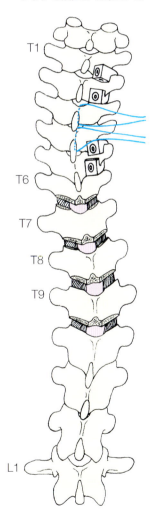

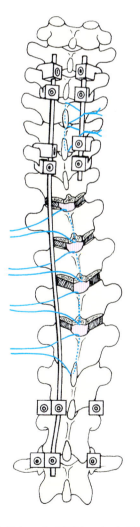

主胸椎カーブの矯正は，すでに矯正固定された上位胸椎カーブ凸側のUIV と LIV にフックを設置して，長いロッドを用いて矯正する．

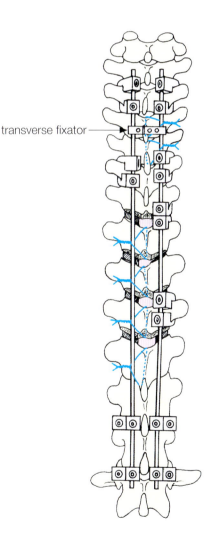

主胸椎カーブ凸側のロッドを上位ロッドと連結固定する．

❽…骨移植

● 徹底的な decortication を行い，椎弓下テープ設置レベルや Ponte 骨切りレベルはギャップが生じているので，棘突起や肋骨頭から作製したマッチ棒状移植骨によりギャップを橋渡しするような骨移植を行う．

❾…閉創する

● 通常の layer to layer suture により閉創する．

▶後療法

● 体幹装具などは使用せず，術後 2 週で復学させる．ただし，体育や運動部の部活動は運動内容により 6～12 か月制限する．

（種市　洋）

■文献

1. Harrington PR. Treatment of scoliosis. J Bone Joint Surg Am 1962；44：591-610.
2. Luque ER. Segmental spinal instrumentation for correction of scoliosis. Clin Orthop Relat Res 1982；163：192-8.
3. Cotrel Y, et al. New universal instrumentation in spinal surgery. Clin Orthop Relat Res 1988；227：10-23.
4. Asher MA. Isola spinal instrumentation system for scoliosis. In：Bridwell KH, DeWald RL, editors. The Textbook of Spinal Surgery. Philadelphia：JB Lippincott；1991. p. 569-609.
5. Lenke LG, et al. Rationale behind the current state-of-the-art treatment of scoliosis（in the pedicle screw era）. Spine（Phila Pa 1976）2008；33：1051-4.
6. Matsumoto M, et al. Postoperative distal adding-on and related factors in Lenke type 1A curve. Spine（Phila Pa 1976）2013；38：737-44.
7. Ponte A, et al. Surgical Treatment of Scheuermann's Hyperkyphosis. In：Winter RB, editor. Progress in Spinal Pathology：Kyphosis. Bologna：Aulo Gaggi；1984. p. 75-80.

胸椎側弯症の矯正固定

胸椎側弯症の矯正固定：椎弓根スクリュー法

●──手術の概要

- 思春期特発性側弯症の胸椎カーブに対し，最も多く施行されている手術が椎弓根スクリューを用いた後方矯正固定術である[1]．
- 正確に椎弓根内にスクリューを設置することが最重要である．スクリューの逸脱は，脊髄障害や大血管損傷などの重篤な合併症を引き起こす可能性がある[2]．
- 椎弓根スクリューによる側弯変形矯正法は，数多く報告されている．筆者は2本のロッドを同時に回旋するsimultaneous double rod rotation法を用いている[3,4]．
- 変形矯正術の目的は，側弯変形の矯正ならびに生理的胸椎後弯の獲得である．

▶適応

- 成長が終了し，側弯角が50°を超える思春期特発性側弯症の胸椎カーブが適応となる．成長過程にある45°を超える進行性のカーブも手術適応である．
- 何らかの理由で装具治療が行えない進行性カーブや，容姿について大きな精神的負担を感じている症例も手術適応となる．
- 思春期に適切な医療が実施されず，成人になり胸椎カーブの進行が明らかで，社会生活に支障をきたしている症例も手術適応となる．

▶手術のポイント

①体位：X線透視用の手術ベッドにカーボン製4点支持フレームを置き，その上に腹臥位とする．腹部を除圧することと，フレームが皮膚に接触する部位の除圧に注意を払う．股関節と膝関節は軽度の屈曲位とする．
②手術高位のマーキング：X線透視下に，固定下端椎の棘突起にKirschner鋼線を設置する．
③皮切：固定上端椎と下端椎の棘突起を結ぶラインに糸を張り，その糸に沿った皮切とする．
④傍脊柱筋群を棘突起から剥離する．骨膜下に展開するようにコブエレベーターならびに電気メスで丁寧に横突起先端まで展開する．
⑤側面X線透視を用いて椎弓根スクリューを設置する．設置後に正面像で椎弓根スクリューの逸脱がないかを確認する．
⑥硬いカーブにはPonte骨切り術を行う[5]．
⑦ロッドを設置し，ロッドローテーションを行う．カーブ凸側のロッドの弯曲は最終的に目標にする胸椎後弯とする．凹側のロッドは，凸側のロッドより若干強めの弯曲をつける．
⑧凹側にdistractionをかけ，その後，凸側にcompressionをかける．
⑨体幹シフトがないことをT字のバーで確認する．
⑩洗浄を行い，丁寧なdecorticationの後に骨移植を行う．

⑪持続吸引ドレーンを1本留置して閉創する．

手術手技の実際

❶ 手術体位

- X線透視用の手術ベッドを用いる．
- 膝関節，股関節を軽度屈曲位とし，腹圧を上昇させないようにカーボン製4点フレーム上に腹臥位とする．胸骨から肋骨にかけてと，上前腸骨棘より尾側の大転子付近の2か所にパッドが当たるように注意する．眼窩が完全にフリーであることを確認する．
- 女性の場合，乳頭に圧力がかからないように乳房を外側に逃がす．
- 術中，血液回収システムと脊髄モニタリング（SEPとMEP）を実施する．

❷ 手術高位のマーキング，皮切

- X線透視下に，固定下端椎の棘突起にKirschner鋼線を設置する．
- 固定上端椎から固定下端椎の棘突起の先端に1本の糸を置いて，その糸に沿って皮切をおく．
- 皮下にエピネフリン入りの局所麻酔薬を注入し，皮下出血を軽減させる．

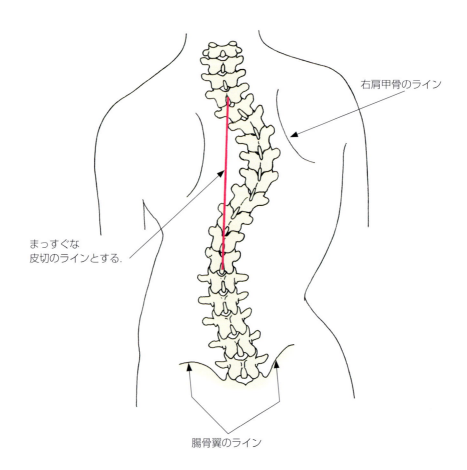

右肩甲骨のライン

まっすぐな皮切のラインとする．

腸骨翼のライン

❸ 傍脊柱筋を展開する

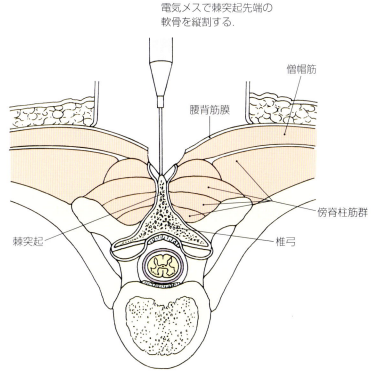

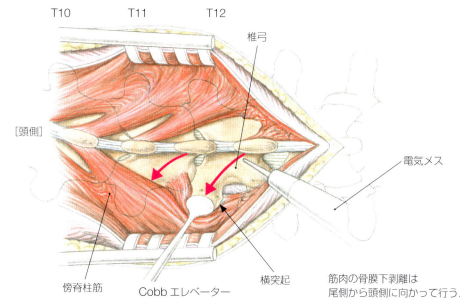

- 成長期の側弯症例では，棘突起先端の軟骨を頭尾側方向に二分するようにカットする．
- コブエレベーターや電気メスを用いて，まず骨膜下に椎弓を展開し，尾側から頭側に向かって傍脊柱筋を脊柱から剥離する．メスが筋肉内に入らないように注意を払う．展開は横突起全体が目視できるまで行う．椎間関節の外側縁を完全に露出する．
- 固定範囲内の棘突起を切除し，チップにして移植骨として保存する．棘突起切除部位には骨ろうを塗布し止血する．

❹…椎弓根スクリューを設置する

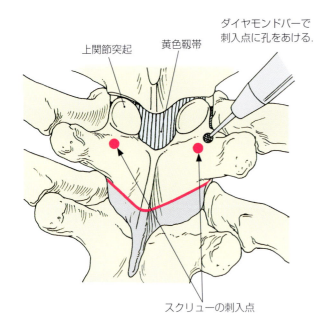
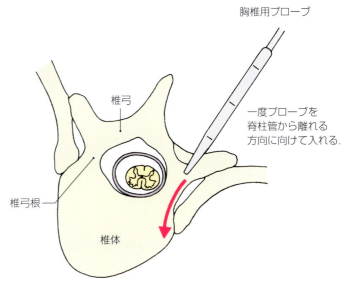
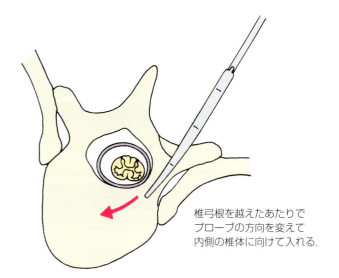

> **▶ポイント**
> - 側面X線透視画像を参考にすると頭尾側方向を確認しやすい．その際，正確な側面画像とするために，長摂子を横突起の下に合わせて，左右の摂子が重なるようにイメージを設置する．長摂子は椎体の回旋をみるのにも都合が良い．

- 側面X線透視を用いて椎弓根スクリューを設置する．
- 椎弓根スクリューを設置する上位椎の下関節突起を切除すると，当該椎の上関節突起の内縁と脊柱管の位置が目視できる．椎弓根スクリューの後方要素上にランドマークが確認しやすいので，椎弓根スクリューの刺入点を同定しやすい．
- まず，直径2〜3 mm程度のダイヤモンドバーでスクリュー刺入点にバーの頭が隠れる程度の孔を開け，胸椎用の曲がりのプローブを一度外に向けて進め，椎体後縁に達したところでプローブを180°回し，椎体内側へ向けて進める（ギアシフト法）[6]．
- 設置後に正面像で椎弓根スクリューの逸脱がないかを確認する．

❺ 硬いカーブでは Ponte 骨切り術を行う

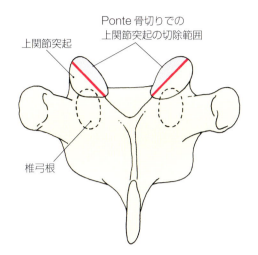

> ▶ ポイント
> ● 上下の関節間に大きな隙間ができないように骨性成分は極力温存する．

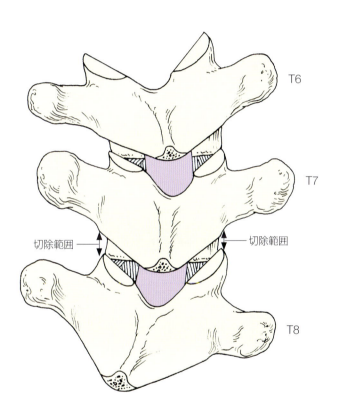

- 硬いカーブには Ponte 骨切り術を行う[5]．
- 椎間関節を真横に切除すると，移植骨の母床がなくなるので，上関節突起は尾側から頭側へ斜めに切り上げる．そうすれば移植骨の母床面積を維持することが可能となる．

❻ ロッドの設置とロッドローテーションを行う

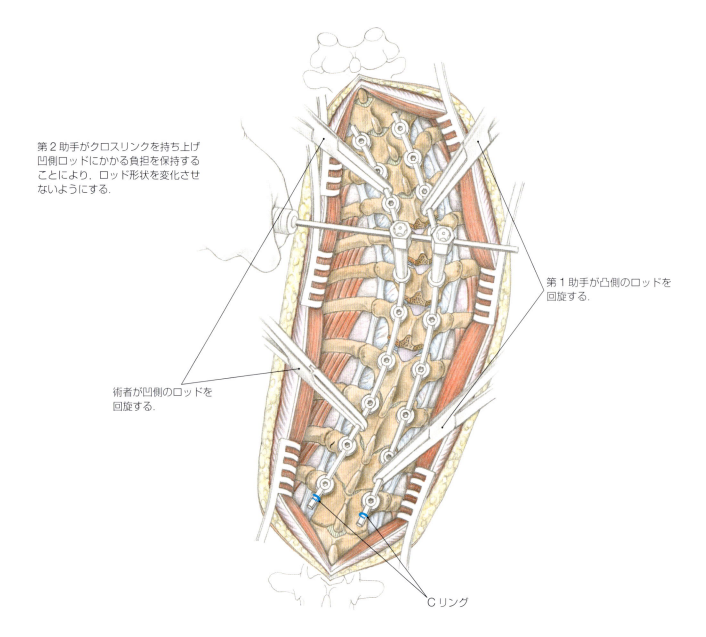

第2助手がクロスリンクを持ち上げ凹側ロッドにかかる負担を保持することにより，ロッド形状を変化させないようにする．

第1助手が凸側のロッドを回旋する．

術者が凹側のロッドを回旋する．

Cリング

- カーブ凹側のロッドには大きな力学的負担がかかるために，ロッド回旋中にロッド形状が変化する[7]．凸側のロッドの形状はほとんど変わらない．そのため，最終的に獲得したい胸椎後弯に合わせて凸側ロッドに弯曲をつけ，凹側ロッドはその1割増し程度の弯曲をつける（柔らかいカーブはほぼ同じ弯曲でよい）．筆者はサイドローディングタイプのスクリューを使用している．まず凹側ロッドから設置し，その後に凸側ロッドを設置する．
- 凹側のロッドを椎弓根スクリューに仮止めする．その後に，凸側のロッドを仮止めする．ロッドが回旋できるように緩いままとする．ロッドの端にC-リングをつけ回旋程度を確認できるようにしておく．
- 頂椎付近にクロスリンクを装着する．クロスリンクの凹側を第2助手が保持する．
- ロッドローテーションはゆっくりと時間をかけて行う．脊髄モニタリングでの波形を確認しながら，頂椎あたりに装着したクロスリンクの凸側を第1助手が保持し，ロッド間に装着したトランスバースコネクターは，術者側から第2助

手が保持してロッドが曲がらないようにする．ロッド形状が変化しないよう，背側に持ち上げながら，ゆっくりと2本のロッドを回旋させる．
- 凹側のロッドが鉛直になるまでゆっくりと回旋させる．凸側のロッドも，凹側のロッドに同調して回旋させる．
- ロッドの回旋が終了後，いくつかのスクリューヘッドを締結する．

❼ 各椎間のdistractionとcompressionによるさらなる側弯矯正を行う

- 左右の椎弓根を結ぶ線が左右の腸骨翼を結ぶ線に水平な場所を基点とし，凹側のカーブにdistractionをかける．次に凸側カーブにcompressionを各椎間でかけていく．

❽ T字のバーにより全体のバランスを確認する

- 体表上の中央仙骨垂線（central sacral vertical line：CSVL）にT字のバーを当て，バーがC7棘突起を指し，体幹シフトがないことを確認する．
- ずれがある場合には，❼でかけたdistractionとcompressionを調整して全体のバランスを調整する．左右の肩の高さも確認する．
- 下位で矯正するほど，全体の脊椎バランスに与える影響が大きい．

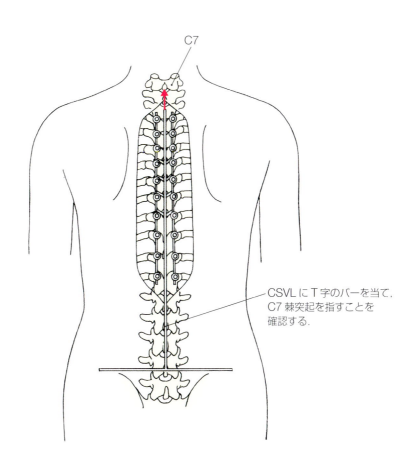

CSVLにT字のバーを当て，C7棘突起を指すことを確認する．

❾ 丁寧な decortication と骨移植を行う

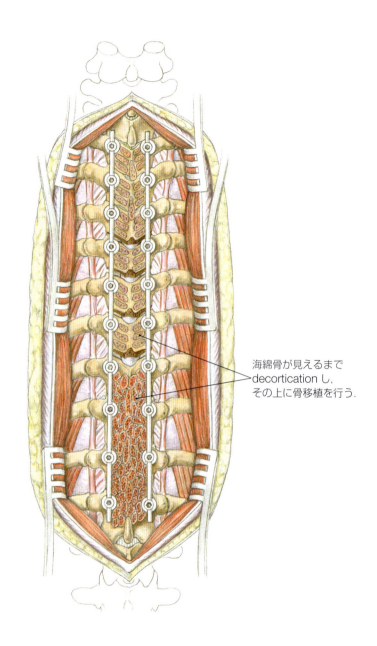

海綿骨が見えるまで decortication し，その上に骨移植を行う．

- decortication は溝ノミを用いて丁寧に短冊状に椎弓の表面を削ぎ，皮質骨を flap 状にして反転する．海綿骨が目視できるまで行う．
- 海綿骨の上に，展開時に採取した棘突起をクラッシュしたものを移植する．

❿ 閉創する

- 持続吸引ドレーンを 1 本留置して閉創する．

後療法

● 術後2～3日のベッド上安静後に，ドレーンが抜けたら車椅子移動を行い，尿道留置カテーテルを抜く．起立性低血圧に気をつけ，徐々に立位練習から歩行練習を開始する．

● 術後にコルセットは装着しない．

● 鏡の前で両肩が水平になるような立ち方を個人で習得させる．

● 腰椎まで固定範囲が及んだ場合，腹部の硬さ，腸管の動きをみながら飲食を緩やかに開始させる．

まとめ

● 椎弓根スクリューは力学的に最も強度が高いアンカーであり，正確な設置ができれば変形矯正能力は高い．

● 胸椎カーブでは凹側の頂椎周囲の椎弓根は髄腔がなく，大動脈も近くに位置しているために，スクリューの無理な設置は行わない．椎弓下テーピングやフックでの代替が安全である．

● 変形矯正の際には，カーブ凸側を背側から腹側に向けて押し込むのではなく，凹側を持ち上げるようにし，各椎間を開くようにすれば胸椎後弯も形成することができる．

(伊東　学)

■文献

1. Suk SI, et al. Segmental pedicle screw fixation in the treatment of thoracic idiopathic scoliosis. Spine 1995；20：1399-405.

2. Abe Y, et al. A novel cost-effective computer-assisted imaging technology for accurate placement of thoracic pedicle screws. Technical Note. J Neurosurg Spine 2011；15：479-85.

3. Ito M, et al. Simultaneous double-rod rotation technique in posterior instrumentation surgery for correction of adolescent idiopathic scoliosis. Technical Note. J Neurosurg Spine 2010；12：293-306.

4. Sudo H, et al. Surgical treatment of Lenke 1 thoracic adolescent idiopathic scoliosis with maintenance of kyphosis using the simultaneous double-rod rotation technique. Spine 2014；39：1163-9.

5. Geck MJ, et al. The Ponte procedure. Posterior only treatment of Scheuemann's kyphosis using segmental posterior shortening and pedicle screw instrumentation. J Spinal Disord Tech 2007；20：586-93.

6. Kim YJ, et al. Free hand pedicle screw placement in the thoracic spine：Is it safe? Spine 2004；29：333-42.

7. Salmingo R, et al. Corrective force analysis for scoliosis from implant rod deformation. Clinical Biomechanics 2012；27：545-50.

索 引

あ行

アテロコラーゲン止血剤……………… 52
アビテン® …………………………… 16
アンカースクリュー………………… 84
移植骨打ち込み時の牽引…………… 125
移植骨脱転防止……………………… 134
移植骨の設置………………………… 138
移植骨の脱転………………………… 37
インテグラン® …………………… 16,52
咽頭・喉頭浮腫……………………… 31
遠位アンカー………………………… 187
嚥下困難……………………………… 50
嚥下障害…………………………… 32,40
黄色靱帯の除去……………………… 105
黄色靱帯の正中縦割………………… 95
横皮切………………………………… 119
オーバーヘッドコネクターの締結…… 68

か行

外側逸脱……………………………… 132
外側塊中央への孔開け……………… 146
外側塊直接刺入法…………………… 67
下位代償性カーブの矯正…………… 187
開大側骨溝の作製…………………… 81
開大の左右非対称…………………… 96
ガイドピンの刺入…………………… 160
ガイドワイヤー刺入点の決定……… 136
下顎骨縦割進入法…………………… 30
下顎骨の縦割………………………… 33
下顎縦割法の切開線………………… 34
下関節突起フック…………………… 186
下口唇の縦割………………………… 33
片肺換気……………………………… 153
片開き式脊柱管拡大術……………… 78
カテラン針…………………………… 120
過度の頚部後屈位…………………… 4
カメラ用ポート……………………… 159
環軸間膜の展開……………………… 64
環軸椎後方固定術……………… 48,57,62
環軸椎後方の局所解剖……………… 62
環椎外側塊スクリュー…………… 66,67
環椎外側塊スクリュー法…………… 62
ギアシフト法………………………… 198
気管切開……………………………… 32
器機の配列…………………………… 111
偽被膜の剥離………………………… 181
逆台形の移植骨……………………… 60
逆 T 字切開 ………………………… 19
キャスパー開創鉤…………………… 120

吸引用ポート………………………… 159
胸骨甲状筋………………… 6,7,9,18,20
胸骨縦割……………………………… 152
　　——による胸椎前方アプローチ…… 18
胸骨舌骨筋………………… 6,7,9,18,20
胸鎖乳突筋………………………… 18,20
　　——の前縁を進入するアプローチ…… 6,7
胸椎後方アプローチ………………… 22
胸椎後方進入前方除圧……………… 164
　　胸椎症の場合…………………… 168
　　胸椎 OPLLの場合……………… 168
　　椎間板ヘルニアの場合………… 165
胸椎前方アプローチ………………… 18
胸椎前方除圧再建術…………… 152,158
　　開胸アプローチによる………… 152
　　鏡視下手術による……………… 158
胸椎側弯症の矯正固定………… 183,195
　　椎弓根スクリュー法…………… 195
　　hybrid 法 ……………………… 183
胸椎用プローブ……………………… 198
胸膜外進入…………………………… 25
棘突起骨折…………………………… 68
棘突起縦割式頚部脊柱管拡大術…… 141
棘突起縦割法………………………… 88
棘突起の最終縦割…………………… 94
棘突起の縦割…………………… 92,103
棘突起の椎弓移行部………………… 103
棘突起破損への対処………………… 94
近位アンカー………………………… 186
クロスリンク………………………… 200
頚筋膜………………………………… 6
頚筋膜気管前葉……………………… 6,7,9
頚筋膜椎前葉………………………… 6,8
経後弓刺入法………………………… 62
経口進入法…………………………… 30
経口法の切開線……………………… 32
経口法の母床………………………… 32
頚椎アライメント…………………… 13
頚椎外側塊スクリュー固定………… 140
　　——の刺入ポイント…………… 141
頚椎前方アプローチ………………… 2
頚椎前方除圧固定…………………… 117
頚椎前方椎体切除・固定術………… 134
頚椎椎間孔拡大術…………………… 107
頚椎椎間関節貫通スクリュー固定…… 144
頚椎椎弓形成術…………………… 88,99
頚椎椎弓根スクリュー固定………… 128
　　前方経由の——………………… 134
頚椎の回旋…………………………… 100
頚椎の過後屈………………………… 118
頚椎の後弯化………………………… 86

頚動脈三角‥‥‥‥‥‥‥‥‥‥‥‥‥‥‥ 6,7,9
頚動脈鞘‥‥‥‥‥‥‥‥‥‥‥‥‥‥‥‥ 6,7,9
頚部神経根後枝内側枝の温存‥‥‥‥‥‥‥ 90
頚部の筋群‥‥‥‥‥‥‥‥‥‥‥‥‥‥‥ 18
ケージによる固定‥‥‥‥‥‥‥‥‥ 125,162
肩甲舌骨筋‥‥‥‥‥‥‥‥‥‥‥‥‥‥ 6,7,9
　　──の切離‥‥‥‥‥‥‥‥‥‥‥‥ 119
肩甲舌骨筋の外縁を進入するアプローチ‥‥‥ 9
　　──の利点‥‥‥‥‥‥‥‥‥‥‥‥‥ 8
減捻操作‥‥‥‥‥‥‥‥‥‥‥‥‥‥‥ 192
後弓刺入法‥‥‥‥‥‥‥‥‥‥‥‥‥‥‥ 66
後弓切除‥‥‥‥‥‥‥‥‥‥‥‥‥‥‥‥ 46
甲状軟骨‥‥‥‥‥‥‥‥‥‥‥‥‥‥‥‥‥ 5
項靭帯‥‥‥‥‥‥‥‥‥‥‥‥‥‥‥‥‥ 15
　　──の連続性の温存‥‥‥‥‥‥‥‥ 90
項靭帯内への進入‥‥‥‥‥‥‥‥‥‥‥ 102
後頭頚椎固定術‥‥‥‥‥‥‥‥‥‥‥‥‥ 38
後頭骨頚椎後方アプローチ‥‥‥‥‥‥‥‥ 12
後頭骨スクリュー‥‥‥‥‥‥‥‥‥‥‥‥ 38
後頭骨プレートの設置‥‥‥‥‥‥‥‥‥‥ 44
後頭-軸椎角‥‥‥‥‥‥‥‥‥‥‥‥‥‥ 50
後頭部の出血対策‥‥‥‥‥‥‥‥‥‥‥‥ 14
後頭部毛髪線‥‥‥‥‥‥‥‥‥‥‥‥‥‥ 79
後方アプローチ‥‥‥‥‥‥‥‥‥‥‥‥‥ 12
後方インストゥルメンテーション‥‥‥ 171,179
後方矯正固定術‥‥‥‥‥‥‥‥‥‥‥ 183,195
後方進入胸椎全切除‥‥‥‥‥‥‥‥‥‥ 174
後方進入前方除圧‥‥‥‥‥‥‥‥‥‥‥ 164
後方脱転防止の骨溝‥‥‥‥‥‥‥‥‥‥ 125
硬膜外血腫の防止策‥‥‥‥‥‥‥‥‥‥ 106
硬膜外止血‥‥‥‥‥‥‥‥‥‥‥‥‥‥‥ 96
硬膜外静脈叢からの出血‥‥‥‥‥‥‥‥ 113
硬膜外静脈叢の損傷‥‥‥‥‥‥‥‥‥‥‥ 81
硬膜外静脈叢の剥離‥‥‥‥‥‥‥‥‥‥‥ 83
硬膜損傷への対応‥‥‥‥‥‥‥‥‥‥‥‥ 94
高密度ポリエチレンテープ‥‥‥‥‥‥‥ 188
誤嚥の予防‥‥‥‥‥‥‥‥‥‥‥‥‥‥‥ 31
呼吸困難‥‥‥‥‥‥‥‥‥‥‥‥‥‥‥‥ 50
呼吸障害‥‥‥‥‥‥‥‥‥‥‥‥‥‥‥‥ 40
国分式剥離子‥‥‥‥‥‥‥‥‥‥‥‥ 105,124
骨移植母床の decortication ‥‥‥‥‥‥‥ 46
骨化巣の切除‥‥‥‥‥‥‥‥‥‥‥‥‥ 171
骨孔の逸脱‥‥‥‥‥‥‥‥‥‥‥‥‥‥ 132
骨溝の作製‥‥‥‥‥‥‥‥‥‥‥‥‥ 81,83
固定アンカー‥‥‥‥‥‥‥‥‥‥‥‥‥ 128

さ行

左腕頭静脈‥‥‥‥‥‥‥‥‥‥‥‥‥‥‥ 20
自家腸骨移植‥‥‥‥‥‥‥‥‥‥‥‥‥‥ 46
自家腓骨の移植‥‥‥‥‥‥‥‥‥‥‥‥‥ 36

軸椎椎弓根スクリュー‥‥‥‥‥‥‥‥‥‥ 65
止血綿‥‥‥‥‥‥‥‥‥‥‥‥‥‥‥‥ 171
下穴の作製‥‥‥‥‥‥‥‥‥‥‥‥‥‥‥ 44
舌の縦割‥‥‥‥‥‥‥‥‥‥‥‥‥‥‥‥ 34
歯突起骨折骨接合術‥‥‥‥‥‥‥‥‥‥‥ 70
刺入ポイントのマーキング‥‥‥‥‥‥‥ 141
縦皮切‥‥‥‥‥‥‥‥‥‥‥‥‥‥‥‥ 119
出血時の止血法‥‥‥‥‥‥‥‥‥‥‥‥‥ 96
出血対策‥‥‥‥‥‥‥‥‥‥‥‥‥‥‥‥ 14
出血への対応‥‥‥‥‥‥‥‥‥‥‥‥‥ 105
術後の頚部痛‥‥‥‥‥‥‥‥‥‥‥‥‥‥ 90
術後の後弯‥‥‥‥‥‥‥‥‥‥‥‥‥‥‥ 80
術後の軸性疼痛‥‥‥‥‥‥‥‥‥‥‥‥‥ 80
術中透視‥‥‥‥‥‥‥‥‥‥‥‥‥‥‥‥ 13
上位頚椎アライメント‥‥‥‥‥‥‥‥‥‥ 13
上・下甲状腺動脈‥‥‥‥‥‥‥‥‥‥‥‥‥ 8
上喉頭神経‥‥‥‥‥‥‥‥‥‥‥‥‥‥‥‥ 8
食事摂取に関する注意点‥‥‥‥‥‥‥‥‥ 37
食道の損傷‥‥‥‥‥‥‥‥‥‥‥‥‥‥ 120
シリンダーケージ型の人工椎体‥‥‥‥‥ 182
伸延力‥‥‥‥‥‥‥‥‥‥‥‥‥‥‥‥ 191
シングル胸椎カーブの矯正操作‥‥‥‥‥ 189
深頚筋膜‥‥‥‥‥‥‥‥‥‥‥‥‥‥‥ 6,7,9
神経原性喉頭運動障害‥‥‥‥‥‥‥‥‥‥ 10
神経根損傷‥‥‥‥‥‥‥‥‥‥‥‥‥‥ 142
人工椎体の挿入‥‥‥‥‥‥‥‥‥‥‥‥ 182
人工椎体を用いたプレート固定‥‥‥‥‥ 126
髄液漏‥‥‥‥‥‥‥‥‥‥‥‥‥‥‥‥‥ 44
　　──のリスク‥‥‥‥‥‥‥‥‥‥‥ 171
頭蓋頚椎移行部前方除圧再建術‥‥‥‥‥‥ 30
スキップラミネクトミー‥‥‥‥‥‥‥‥‥ 88
スグトール®‥‥‥‥‥‥‥‥‥‥‥‥‥‥ 96
スクラブ‥‥‥‥‥‥‥‥‥‥‥‥‥‥‥‥ 13
スクリュー刺入方向‥‥‥‥‥‥‥‥‥‥ 142
スクリュー長の決定‥‥‥‥‥‥‥‥‥‥ 138
スクリュー付きケージ‥‥‥‥‥‥‥‥‥ 125
スクリューヘッドの骨内埋没‥‥‥‥‥‥‥ 74
須田変法‥‥‥‥‥‥‥‥‥‥‥‥‥‥‥ 133
須田法‥‥‥‥‥‥‥‥‥‥‥‥‥‥‥‥ 129
スパチュラ‥‥‥‥‥‥‥‥‥‥‥‥ 178,180
スペーサーの設置‥‥‥‥‥‥‥‥‥‥‥‥ 96
スポンゼル®‥‥‥‥‥‥‥‥‥‥‥‥ 91,96
生理的胸椎後弯‥‥‥‥‥‥‥‥‥‥ 152,184
脊髄絞扼の危険性‥‥‥‥‥‥‥‥‥‥‥ 133
脊髄障害‥‥‥‥‥‥‥‥‥‥‥‥‥ 182,195
脊髄損傷‥‥‥‥‥‥‥‥‥‥‥‥‥‥‥ 188
　　──のリスク‥‥‥‥‥‥‥‥‥‥‥ 171
脊髄の過伸長‥‥‥‥‥‥‥‥‥‥‥‥‥ 182
脊髄のストレッチ‥‥‥‥‥‥‥‥‥‥‥ 191
脊髄モニタリング‥‥‥‥‥‥‥‥‥ 184,196
脊柱管拡大術‥‥‥‥‥‥‥‥‥‥‥‥‥‥ 78

脊柱管の除圧……………………………… 123	椎間板の郭清……………………………… 121
脊柱再建…………………………………… 182	椎間板ヘルニアの摘出…………………… 114
舌運動障害………………………………… 34	椎弓下テープの設置……………………… 188
舌骨………………………………………… 5	椎弓下ワイヤリング……………………… 183
切除肋骨の決定…………………………… 154	椎弓形成用プレート……………………… 86
選択的椎弓切除術………………………… 99	椎弓固定用アンカースクリューの設置……… 84
前柱切断レベル…………………………… 181	椎弓根スクリュー………………………… 38
前方亜脱臼の整復………………………… 45	——の設置……………………… 187,198
前方アプローチ…………………………… 2	椎弓根スクリュー法……………………… 195
前方開胸アプローチ……………………… 152	椎弓根内側壁の触知……………………… 124
前方経由の頚椎椎弓根スクリュー固定……… 134	椎弓スクリュー…………………………… 43
前方・後方合併切除……………………… 31	椎弓・椎間関節接合部の変曲点……… 80,81
前方除圧固定……………………………… 117	椎弓内板の除去…………………………… 105
前方スクリュー固定……………………… 70	椎弓の開大………………………………… 85
前方椎弓根スクリュー刺入法…………… 134	椎弓の再閉鎖……………………………… 86
前方法……………………………………… 2	椎弓の切除……………………… 95,104,177
挿管チューブの固定位置………………… 135	椎弓の切除位置…………………………… 104
側面イメージ……………………………… 53	椎弓の切除幅……………………………… 104
側弯症後方矯正固定術…………………… 183	椎弓の菲薄化……………………………… 104
側弯変形矯正法…………………………… 195	椎弓両開きの黒川法……………………… 88
側溝作製ライン…………………………… 93	椎骨動脈の位置…………………………… 136
側溝の位置………………………………… 93	椎骨動脈の左右差………………………… 49
側溝の作製………………………………… 92	椎骨動脈の走行異常……………………… 3
側溝の深さ………………………………… 93	椎骨動脈の走行評価……………………… 3
	椎骨動脈の損傷………………… 93,122,142

た行

体位の微調整……………………………… 40	椎体亜全摘…………………………… 121,123
大血管損傷………………………………… 195	椎体開削幅………………………………… 136
帯状筋群………………………………… 6,7,9	椎体間ケージ……………………………… 168
大動脈弓の高さ…………………………… 20	椎体後方部分の切除……………………… 169
縦型デシャン針…………………………… 52	椎体周囲の剥離…………………………… 178
縦皮切……………………………………… 119	椎体前壁損傷……………………………… 72
種市原法…………………………………… 133	椎体の切除………………………………… 121
種市ハーフタップ法……………………… 131	椎体の側方移動…………………………… 191
種市法……………………………………… 132	剃髪………………………………………… 13
ダブル胸椎カーブの矯正操作…………… 193	テクミロンテープ………………………… 188
単椎間除圧固定…………………………… 121	テクミロンテープ挿入用ガイド針……… 188
単椎間の除圧……………………………… 123	デシャン針………………………………… 52
単椎弓切除術…………………………… 99,100	テフデック®……………………………… 96
中央仙骨垂線……………………………… 201	頭蓋頚椎移行部前方除圧再建術………… 30
超音波メス………………………………… 161	同時再建手術……………………………… 164
長摂子……………………………………… 198	頭側逸脱…………………………………… 66
蝶番側骨溝の作製………………………… 83	頭皮クリップ……………………………… 14
直接刺入法………………………………… 62	頭部の回旋偏位…………………………… 79
椎間関節貫通スクリュー………………… 144	特殊スパチュラ…………………………… 178
——の刺入点……………………… 145	トリムライン開創器……………………… 10
——の挿入………………………… 148	
椎間関節への穿孔………………………… 142	
椎間関節面の確認………………………… 146	## な行
椎間孔拡大術……………………………… 113	内胸動静脈損傷…………………………… 19
	内側逸脱…………………………………… 132
	軟口蓋の引き上げ………………………… 32

ネスプロンケーブル…………………………………… 55
脳幹損傷……………………………………………… 73,74

は行

肺臓器の損傷………………………………………… 159
背側皮質骨の骨折…………………………………… 54
ハイドロキシアパタイト…………………………… 96
馬蹄形移植骨………………………………………… 55
鼻声…………………………………………………… 32
ハーフタップ法……………………………………… 133
ハローベスト装着…………………………………… 13
反回神経損傷………………………………………… 19
反回神経麻痺………………………………………… 10
　　──の発生………………………………………… 6
尾側逸脱……………………………………………… 66
左腕頭静脈…………………………………………… 20
皮膚障害……………………………………………… 40
ピンレトラクター………………………………… 121,123
ファンレトラクター………………………………… 160
腹側皮質骨の穿孔…………………………………… 142
不正咬合……………………………………………… 33
フックの脊柱管内逸脱……………………………… 186
プリベンド・ロッド………………………………… 45
プレート固定…………………………… 125,126,162
プロービング………………………………………… 42
分節動脈……………………………………………… 177
　　──の同定……………………………………… 178
ベースボールダイヤモンド法……………………… 159
ベンシーツ®………………………………………… 91,96
縫合不全……………………………………………… 32
傍脊柱筋温存棘突起縦割法………………………… 99
星野式ラミノスプレッダー………………………… 93
母床の作製………………………………………… 35,138
母床の decortication ……………………………… 46
ポリエチレンケーブル……………………………… 55
ボーンセラム P®…………………………………… 96

ま行

味覚異常……………………………………………… 34

や行

腰椎前弯……………………………………………… 184
腰椎部での反張位…………………………………… 154
横皮切………………………………………………… 119

ら行

ラミノスプレッダー………………………………… 93

輪状軟骨………………………………………………… 5
レトラクト用ポート………………………………… 159
連続型椎弓切除……………………………………… 99
連続型 OPLL の骨化巣 …………………………… 170
肋骨横突起切除術………………………………… 22,152
肋骨中枢端の切除…………………………………… 175
肋骨頭の切除………………………………………… 155
肋骨の移植…………………………………………… 157
ロッド折損の防止…………………………………… 45
ロッドの設置………………………………………… 200
ロッドローテーション……………………………… 200

わ行

ワイヤーの締め付け………………………………… 60
ワイヤーの挿入……………………………………… 59
若杉の上肢手台……………………………………… 153
ワーキングスペースの作製………………………… 156
ワーキングポート…………………………………… 159

A・B・C・D・E

all PS 法……………………………………………… 183
anterior cervical corpectomy and fusion
　　（ACCF）………………………………………… 134
anterior pedicle screw（APS）………………… 134
bi-cortical 刺入 ……………………………………… 67
Brooks 法 …………………………………………… 57
C2 側面イメージ …………………………………… 53
C2 椎弓根スクリュー ……………………………… 38
　　──の刺入……………………………………… 42
C2 椎弓スクリューの刺入 ………………………… 43
C5 麻痺予防 ………………………………………… 113
cantilever 手技 ……………………………………… 190
Centerpiece®………………………………………… 86
central sacral vertical line（CSVL）……… 187,201
claw hook setting………………………………… 171,186
compression による側弯矯正 …………………… 201
costotransversectomy……………………………… 152
　　──による胸椎後方アプローチ…………… 22
Cotrel-Dubousset（CD）法 ……………………… 183
Diamond T-saw®…………………………………… 180
distraction による側弯矯正 …………………… 191,201
en bloc laminectomy ……………………………… 177

F・G・H・I・J

foraminotomy ……………………………………… 113
funicular portion ………………………………… 102

Goel 法	67
Harms 法	62
Harrington 法	183
high-riding VA	49,65
Horner 症候群	10
hybrid 法	183
in situ bending	191
intersegmental claw hook setting	186

K・L・M・N・O

L 字切開	19
lamellar portion	102
last touching vertebra（LTV）	187
Luque 法	183
Luschka 関節の形状	3
Luschka 関節の骨棘	115
Magerl 法	48
McGraw 法	55
METRx system®	112
micro ball tip	113
micro Cobb elevatorium	171
monoaxial screw	179
motor evoked potential（MEP）	184
myelo-CT	107
notching technique	62,67
O–C2 角	40,50
on-lay graft	68

P・Q・R・S・T

pedicle screw（PS）	38
peridural membrane の剥離	105
polyaxial screw	179
Ponte 骨切り術	188,189,199
retraction position	50,109
reverse Trendelenburg position	110
rod derotation maneuver	183

S ポイント	129
——の特徴	129
S ポイント法	129
safe quadrant	142
segmental fixation	188
segmental instrumentation	171
simultaneous double rod rotation 法	195
skip laminectomy	88,99
sniffing position	4,5
stable vertebra（SV）	187
T 字のバー	201
T-saw	180
——の挿入	176
T-saw ガイド	176
T-saw パッサー	180
Tan 法	62,66
teethed cord protector	180
translation による矯正	188,191
transverse fixator	193
——の併用	171
TwinFix アンカースクリュー®	84

U・V・W・X・Y・Z

VA 走行の把握	48
VA 損傷	53
video-assisted thoracic surgery（VATS）	158
——を用いた胸椎前方除圧再建術	158

数字・記号

2 above 2 below の後方インストゥルメンテーション	179
2 椎体亜全摘	126
2 連続椎弓切除術	99

【館外貸出不可】
＊本書に付属のDVD-VIDEOは，図書館およびそれに準ずる施設において，館外へ貸し出すことはできません．

中山書店の出版物に関する情報は，小社サポートページを御覧ください．
https://www.nakayamashoten.jp/support.html

整形外科手術イラストレイテッド
Illustrated Handbook of Orthopaedic Surgery

頸椎・胸椎の手術

2018年6月15日　初版第1刷発行©　　　　　　　　　〔検印省略〕

総編集	戸山芳昭
専門編集	鐙　邦芳
発行者	平田　直
発行所	株式会社　中山書店

〒112-0006　東京都文京区小日向4-2-6
TEL 03-3813-1100（代表）　振替00130-5-196565
https://www.nakayamashoten.jp/

装丁・本文デザイン	花本浩一（麒麟三隻館）
印刷・製本	株式会社　シナノ

ISBN978-4-521-73256-5
Published by Nakayama Shoten Co., Ltd.　　　　　　　　　Printed in Japan
落丁・乱丁の場合はお取り替えいたします．

・本書の複製権・上映権・譲渡権・公衆送信権（送信可能化権を含む）は株式会社中山書店が保有します．
・JCOPY〈（社）出版者著作権管理機構　委託出版物〉

本書の無断複写は著作権法上での例外を除き禁じられています．複写される場合は，そのつど事前に，（社）出版者著作権管理機構（電話 03-3513-6969，FAX 03-3513-6979，e-mail：info@jcopy.or.jp）の許諾を得てください．

本書をスキャン・デジタルデータ化するなどの複製を無許諾で行う行為は，著作権法上での限られた例外（「私的使用のための複製」など）を除き著作権法違反となります．なお，大学・病院・企業などにおいて，内部的に業務上使用する目的で上記の行為を行うことは，私的使用には該当せず違法です．また私的使用のためであっても，代行業者等の第三者に依頼して使用する本人以外の者が上記の行為を行うことは違法です．

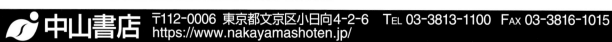